100 % Winnicott

Groupe Eyrolles
61, bd Saint-Germain
75240 Paris cedex 05

www.editions-eyrolles.com

Dans la même collection :

Laurence Darcourt, *100 % Dolto*
Viviane Thibaudier, *100 % Jung*

Avec la collaboration de Cécile Potel

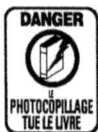

© Groupe Eyrolles, 2012
ISBN : 978-2-212-55252-2

[CONCENTRÉ DE PSY]

Anne Lefèvre

100 % Winnicott

EYROLLES

À mes patients qui m'ont beaucoup appris.

À mes neveux et nièces à qui je m'adresse toujours lorsque j'écris.

À mes filleuls Romain et Tom.

À ma fratrie, véritable espace transitionnel entre le rêve et la réalité rugueuse.

Remerciements

Cet ouvrage représente le point d'orgue d'une série de conférences prononcées aux Séminaires psychanalytiques de Paris (SPDP) ces vingt dernières années, à la Nouvelle Faculté libre (NFL), plus récemment et dernièrement à l'Association Psychanalyse et Médecine (APM).

Je remercie le Dr Nasio qui m'a donné la parole.

Je remercie J.-M. Fourcade qui m'a mis le pied à l'étrier.

Je remercie le Dr Guilyardi qui m'a accueillie à l'APM et chez qui j'ai eu, dernièrement, le plaisir de parler de Winnicott.

Je remercie les amis qui ont cru en moi et ont accompagné ma démarche d'écriture, Géraldine Leroy qui m'a fidèlement relue et commentée, Yamina Kauffmann, Agnès Duthoit, Geneviève Vialet-Bine, Yves Fouchez dont l'intérêt pour mes travaux m'a été précieux. Je remercie Zorha Krim qui s'est réjouie pour moi de la naissance de cet héritier de Winnicott.

Table des matières

Introduction

« *ÊTRE* (being) *est le début de tout, sans cela,
"faire" ne veut rien dire.* »

« *Je suis* (I am) *n'a pas de sens si on ne dit pas d'abord
je suis accompagné d'un autre être humain qui n'est pas
encore différencié de moi. C'est pour cela qu'il est plus exact
de parler d'être* (being) *que d'utiliser les mots "Je suis"*
(I am) *qui appartiennent à la phase suivante*[1]. »

Winnicott est le premier psychanalyste à avoir souligné l'importance de l'environnement dans la vie du sujet ; et pour lui, l'environnement c'est d'abord la mère.

Si l'environnement global et le monde ont beaucoup changé en ce début du XXIe siècle, il n'en demeure pas moins que les besoins du bébé au sein de la relation avec sa mère n'ont pas changé. Ils sont identiques aujourd'hui à ce qu'ils étaient du temps de nos ancêtres, dès l'aube de l'humanité.

Ce qui demeure inchangé et le demeurera, c'est que le petit de l'homme naît prématuré donc essentiellement dépendant.

Il a besoin de la continuité, de la fiabilité, de la stabilité et de l'adaptation de son environnement pour croître et s'épanouir harmonieusement. La façon dont se déroule son premier

---

1. Winnicott D.W., *Le bébé et sa mère*, Payot, 1992, p. 30.

développement somatique, psychique et émotionnel est essentielle et déterminante pour le devenir du tout-petit. C'est aussi vrai maintenant qu'hier. Transposé chez un patient adulte cela donne : « Il faut avoir un lien avec quelqu'un pour avoir un avenir. »

Ainsi, Winnicott a su observer et théoriser le développement du tout petit enfant et en dégager des principes destinés à aider les parents à guider leur enfant sur la voie d'une autonomie saine, ou à identifier à temps les signes de difficulté.

Aujourd'hui alors que le monde a changé, sa pensée vivante, féconde, originale et très ouverte sur le monde ainsi que ses avancées, notamment dans le domaine de la transmission par la mère et de la psychosomatique, nous font déboucher sur de nouveaux horizons.

Son point de vue souvent paradoxal – car il évoque des contraires – nous déroute : l'événement qui, à première vue, paraissait négatif peut, suivant l'usage que l'on en fait, s'avérer avoir une portée positive.

Ainsi, l'enfant désespéré de devoir redoubler sa classe peut découvrir avec soulagement le plaisir de se sentir à l'aise, réel, dans sa nouvelle classe où il s'affirme mieux qu'auparavant. Tout comme l'adulte qui, suite à un licenciement qui l'oblige à opérer une réorientation de son existence, peut réaliser après coup que le changement d'orientation de sa vie était ce qu'il souhaitait le plus au monde, sans oser le vivre ni même se le dire…

Résolument positif, Winnicott souligne également l'importance de la créativité dans le devenir de l'humain, le rôle de la surprise et de l'inattendu dans la construction de la personne.

Chapitre 1

Si Winnicott m'était conté

Donald Woods Winnicott naît à Plymouth en 1896, dans une famille méthodiste. Il est élevé dans un univers féminin, très choyé par sa mère, deux sœurs plus âgées et une nounou, mais a peu de relations avec son père. Rien d'étonnant à ce que, immergé dans le féminin et le maternel, il ait ensuite tant d'empathie pour les mères et leurs nourrissons.

Sa seconde compagne, Clare Britton, écrira plus tard qu'il était certain que, dès son plus jeune âge, il se sut aimé et considérait comme allant de soi la sécurité connue dans son foyer.

Toutefois, il fait très tôt l'expérience de la dépression maternelle et en reste très marqué – sa théorie en témoigne. À l'âge de 67 ans, il l'évoque dans un poème émouvant, *L'Arbre* : « *Mère est en larmes*[1]... *Ainsi l'ai-je connue.* » ; et l'enfant qu'il était se donna alors comme tâche d'animer cette mère morte et de « la rendre vivante ».

Winnicott grandit dans un milieu où l'élément artistique, en l'occurrence la musique et l'humour, joue un rôle important. De l'âge de 7 ans jusqu'à l'âge de 14 ans, il a pour camarades de jeu ses cinq cousins et cousines avec qui il vit

---

1. Cité par Adam Phillips, *Winnicott ou le choix de la solitude*, L'Olivier, 2008, p. 67.

sous le même toit. Ce partage est alors interrompu par son père qui décide de l'envoyer en pension – pour, semble-t-il, le remettre dans le droit chemin, chemin sur lequel on ne dit pas de gros mots, on ne dit pas *drat*[1].

Une expérience de dépendance désagréable vis-à-vis du corps médical à l'occasion d'une fracture de la clavicule au cours de sa scolarité l'amène à décider de devenir médecin lui-même afin de pouvoir se soigner.

« Je ne pouvais pas imaginer que, pendant tout le reste de ma vie, je serais obligé de dépendre des médecins, au cas où je me blesserais ou tomberais malade. Le meilleur moyen de m'en tirer c'était de devenir médecin moi-même[2]... »

Ainsi la question de la dépendance est-elle de bonne heure au cœur de son regard sur la vie.

Winnicott se marie deux fois et n'a pas d'enfant. Il épouse d'abord Alice Taylor, une artiste, internée à plusieurs reprises, puis, après la mort de son père, en 1948, Clare Britton, une assistante sociale qu'il rencontre durant la Seconde Guerre mondiale. Celle-ci, parlant de leur couple, écrit : « *Nous possédions tous deux la capacité de* prendre du plaisir » ; la « capacité » à est un maître mot chez Winnicott.

Un homme heureux

Masud Khan, un de ses analysants bien connus, le présente comme « un être heureux », un athlète robuste, toujours en

---

1. Que l'on peut traduire par « nom de nom » ou « parbleu », est un juron jugé inconvenant dans la bouche d'un enfant « bien élevé ».
2. *L'Arc* n° 69, « D.W. Winnicott. », 1977, p. 33.

mouvement, toujours « sur deux roues » ; en lui tout est échange ; il fait le pitre et se méfie de l'érudition. C'est quelqu'un d'indépendant, non conformiste, créatif et plein d'humour. Le paradoxe est un moyen pour lui de cohabiter avec la contradiction.

Voici une anecdote qui illustre bien son besoin de jeu et de fantaisie, mais aussi les difficultés de l'enfant qui vit en l'adulte à accepter une réalité contrariante. Son épouse Clare, s'étant blessée au pied, raconte :

« Comme il n'y avait pas de bande de gaze à la maison, Donald me dit qu'il allait en chercher une et que je devais rester couchée jusqu'à son retour. Son absence dura deux heures. Il rentra tout content, avec un bracelet souple en or qu'il avait acheté pour moi, – mais il avait oublié la bande[1] *! »*

En fait les seuls moments où Winnicott s'irrite contre elle, dit-elle, c'est lorsqu'elle tombe malade ; « *il détestait m'avoir comme patiente et non plus comme sa femme, sa camarade de jeu*[2] ».

Par ailleurs, Winnicott a besoin de communiquer, il éprouve comme une nécessité la réponse de l'autre, car la réalité ne peut pas se constituer en dehors du rapport aux autres. Ce sera l'un des reproches qu'il adressera à Mélanie Klein. Pour illustrer sa pensée, il évoque l'aller et retour de la balle de tennis d'un joueur à l'autre lors des matchs à Wimbledon ; c'est ce qu'il appelle mouvement pendulaire, et c'est l'image de ce qu'il attend de la communication. Toutefois, il sera de plus en plus convaincu avec le temps et l'expérience qu'il y a

---

1. *Ibid.*, p. 36.
2. *Ibid.*, p. 37.

un noyau dans l'humain qui ne communique jamais avec le monde extérieur ; ce noyau est sacré, il ne doit jamais être atteint.

L'évolution de Winnicott, son devenir sont profondément marqués et influencés par la survenue des deux grandes guerres mondiales.

En 1914, il rejoint le Jesus College de Cambridge pour y faire médecine ; ses études sont alors interrompues. Exempté de service militaire en tant qu'étudiant, il s'enrôle dans la Royal Navy en 1917 où il est admis comme chirurgien stagiaire et fait office de médecin militaire sur un destroyer. À la fin de la guerre, en 1918, il reprend ses études de médecine. Il obtient en 1920 sa spécialisation en médecine infantile, qui fait de lui un pédiatre avant d'en faire un psychanalyste. Néanmoins, en 1919, il reçoit en cadeau *L'introduction à la psychanalyse* de Freud, ce qui l'amène à s'intéresser à ce domaine. Il fait sienne la théorie freudienne de l'inconscient, du refoulement, des conflits et considère la découverte de Freud comme une contribution précieuse à la spécialité qu'il a choisie.

En 1923, il commence sa première analyse avec James Strachey et, l'année suivante, il épouse Alice Taylor et ouvre son cabinet. Winnicott est âgé d'une trentaine d'années lorsqu'il est admis à la Société britannique de psychanalyse, dont il deviendra un peu plus tard président à deux reprises. De 1935 à 1940, il fait une supervision avec Mélanie Klein, après quoi il entreprend sa seconde analyse avec Joan Riviere. Winnicott est alors un homme mûr, en pleine possession de ses moyens.

Un tournant décisif

La Seconde Guerre mondiale marque un tournant décisif pour lui. Londres est sous les bombardements, on évacue les enfants pour les mettre à l'abri, Winnicott observe que beaucoup souffrent de déprivation et de symptômes divers, suite à l'abandon ou à la séparation d'avec leur famille. Il est amené à constater les effets nocifs des défaillances graves de l'environnement pour le petit enfant de moins de cinq ans. C'est le moment où il engage une seconde analyse avec Joan Riviere.

Cette période tourmentée est aussi celle des « grandes controverses ». La psychanalyse des enfants en est à ses débuts. Les deux mères fondatrices de ce domaine, Anna Freud et Mélanie Klein, s'affrontent avec véhémence. Winnicott ne prend pas parti. C'est un homme du centre, il rejoint le groupe des « indépendants », le « *middle* groupe ». S'il n'est pas partisan de la rupture entre les deux camps, il reste un incorrigible solitaire, très lu, mais qui « ne fit jamais école ».

Anna Freud et Mélanie Klein ne sont ni l'une ni l'autre médecins ; la question des psychanalystes médecins et non médecins fait débat. Ainsi, paradoxalement, le premier psychanalyste d'enfants et médecin est un homme, Winnicott. Dans son avant-propos au célèbre récit de la thérapie de la Petite Piggle, il rappelle – non sans fierté, peut-on supposer – sa double formation : « *Il n'y avait alors aucun analyste qui fût également pédiatre et, pendant vingt ou trente ans, je fus un phénomène isolé* [1]. »

---

1. Winnicott D.W., *La Petite « Piggle », Traitement psychanalytique d'une petite fille*, Payot, 2000, avant-propos, p. 14.

Il est important de signaler aussi qu'il fait de nombreuses communications et conférences devant des publics variés. Son activité de conférencier fait partie de son expérience personnelle et constitue pour lui une source d'excitation et d'enrichissement car il modifie ou nuance ses apports à la lumière de ce que lui apporte son auditoire. Son langage est tout sauf sophistiqué, il est clair, direct et vivant et non dénué d'inventivité. Winnicott adore parler aux mères, il participe aussi à des émissions de radio et à la vie publique de son époque. Il possède également un trait de caractère qui mérite d'être souligné : l'humilité ; à plusieurs reprises il remercie ses patients de l'avoir instruit et avance l'idée qu'il leur doit tout.

Pour mieux le situer dans son temps, ajoutons qu'il a des échanges cordiaux avec des psychanalystes bien connus, tels Jacques Lacan et Joyce McDougall qui l'ont fait venir en France.

Si Winnicott est un produit de l'école anglaise, et place la mère au centre de la construction d'un individu, Lacan est un produit de l'école française, avec mise au centre du père. Winnicott se reconnaît cependant dans la lignée de l'école psychanalytique de Freud et, bien qu'il ne soit pas toujours d'accord avec lui, il va travailler sur leur zone de chevauchement.

Sa philosophie de l'existence

La position winnicottienne est une position d'anti-sinistrose ; elle est animée par son regard positif sur la vie ; la lecture de Winnicott est une véritable bouffée d'air !

En effet, pédiatre et psychanalyste, il s'intéresse plus aux conditions de la réussite qu'à l'échec, davantage à la santé qu'à la maladie. Son point de vue est orienté vers le devenir et l'espoir. C'est un praticien qui aborde l'enfance, et l'humain en général, sous l'angle de la santé et de la norma- lité, une façon de se positionner et de parler plus médicale que psychanalytique, semble-t-il.

La santé, pour lui, c'est autre chose et davantage qu'une absence de symptômes ; c'est savoir composer avec l'impar- fait, l'incomplet. Être en bonne santé c'est avoir développé la capacité à transformer de manière créative ce qui, par définition, inévitablement – et même heureusement ! – est insatisfaisant dans notre vie.

Dès le départ, le tout-petit contribue à la création d'une mère suffisamment bonne en ajoutant le maillon manquant – et utilement manquant – à l'action de sa mère.

Selon lui, quoi qu'il arrive, la vie vaut la peine d'être vécue si nous restons créatifs et spontanés. Nous aurons alors le sentiment d'être réels, si essentiel pour l'enfant, l'adolescent et plus tard l'adulte.

C'est moins l'événement en lui-même qui est important que la façon dont nous l'accueillons et le traitons à l'inté- rieur de nous. C'est notre regard sur le monde qui colore notre vie.

Le précieux message que Winnicott nous a laissé peut se formuler ainsi : « N'oubliez pas de jouer, de rêver, de créer, c'est la chose la plus sérieuse du monde. »

La vraie créativité, celle qui concerne notre vie de tous les jours, est une *position interne* : je peux être créative aussi bien en préparant un cours de psycho, qu'en faisant une tarte Tatin.

Winnicott mourut en 1971 d'une crise cardiaque.

Chapitre 2

« Un nourrisson ça n'existe pas ! »

Si Freud, découvrant la sexualité infantile, fait reposer son édifice théorique sur l'œdipe, c'est-à-dire sur la dramatisation de la relation au père – qui pour lui est le personnage central dans la vie de l'enfant[1] –, Winnicott, lui, attache une importance capitale à la relation mère/bébé. En tant que pédiatre d'abord, puis en tant que psychanalyste, il oriente ses recherches sur la période de maternage[2]. Ce qui l'intéresse c'est le tout début de la vie... Il confie qu'il aurait même aimé rencontrer et observer des prématurés.

Il a l'occasion, pendant la Seconde Guerre mondiale, de s'occuper d'enfants d'âges divers, souffrant de symptômes variés suite à des séparations trop précoces, trop longues, ou trop brutales avec leur mère. Il constate alors les effets désastreux de la défaillance de l'environnement chez le tout-petit.

---

1. L'œdipe est la crise sexuelle que traverse tout enfant de 4 ans. Le petit garçon, amoureux de sa mère, voudrait chasser son père, la petite fille, amoureuse de son père, voudrait chasser sa mère. L'enfant est écartelé entre le désir et l'angoisse. De l'issue de ce conflit dépend l'intégration de son identité sexuelle.

2. Maternage : ensemble des soins courants qu'une mère ou la personne qui la remplace prodigue au nourrisson. *Le Petit Larousse* 2000 éd. 1999.

Autre source de renseignements, outre son analyse personnelle et ses réflexions sur sa propre histoire, il est conduit,
en tant que psychanalyste, à accompagner des patients
borderline[1] dans des phases de régression massive vers la
dépendance. Il peut constater que ces patients dépendants
ou profondément régressés lui en apprennent parfois davantage sur la première enfance que ce qu'il peut tirer de
l'observation directe des nourrissons.

Se situant avant Freud, Mélanie Klein ou Lacan, qui considèrent comme acquis ce qui a très bien pu ne pas se mettre
en œuvre chez le nourrisson, il s'intéresse aux conditions
d'avènement de la personne.

L'unité c'est la structure « environnement-individu »

Le petit être qui vient au monde non seulement ne survi-
vrait pas sans un entourage attentif et bienveillant pour
l'accueillir, le porter et le nourrir ; de plus, il n'adviendrait
pas en tant que personne. Victor, l'enfant sauvage de
l'Aveyron, élevé par des loups, au siècle dernier, tardivement recueilli par des humains, n'a jamais réellement pu
s'humaniser. Il lui a été impossible de prendre possession de
son héritage humain.

Ce qui est potentiel et en devenir chez le nourrisson ne peut
pas éclore et se révéler sans un entourage qui va au-devant
de ses besoins fondamentaux et qui les anticipe. Il incombe
à la mère d'assurer la continuité de la vie de son bébé, sa

---

1. Borderline, terme utilisé pour désigner quelqu'un chez qui la frontière entre névrose et psychose n'est pas nettement délimitée.

continuité d'être, et ce en passant graduellement de la
complétude de sa vie fœtale à la rencontre avec le monde
extérieur par une initiation progressive.

La mère et l'enfant ne font qu'un

Paradoxe ! Un nourrisson n'existe pas, pourtant il tient une
place énorme dans l'environnement. C'est dans l'excitation
d'une conférence que Winnicott a cette exclamation spontanée qui le surprend, l'affole, tout d'abord, puis qu'il tente
de justifier.

> « *Lorsqu'on me montre un bébé, on me montre aussi certainement
> quelqu'un qui s'occupe de lui, ou au moins un landau auquel sont
> rivés les yeux et les oreilles de quelqu'un. On se trouve en présence
> d'un couple nourrice nourrisson*[1]. »

Ainsi, un bébé tout seul, ça n'existe pas ; ce qui existe c'est
un-bébé-avec-des-bras-qui-le-portent, des-mains-qui-le-tou-
chent-et-le-manipulent. Ce à quoi l'on a affaire c'est à un-
bébé-avec-une-mère-qui-le-soutient-lui-parle-et-le-regarde.
Du point de vue du tout-petit, les colliers de la mère font
partie d'elle, au même titre que sa voix ou son odeur.

Dans cette période de fusion initiale avec la mère, « *ce n'est
pas l'individu qui est la cellule, mais une structure constituée par
l'environnement et l'individu. Le centre de gravité de l'être ne se
constitue pas à partir de l'individu ; il se trouve dans la structure
environnement-individu*[2] ».

---

1. Winnicott D.W., *De la pédiatrie à la psychanalyse*, « L'angoisse associée
   à l'insécurité », Payot, 1969, p. 200.
2. *Ibid.*, p. 201.

La mère, premier miroir

La structure psychique du nourrisson comprend l'expérience qu'il a de sa mère telle qu'elle est dans sa réalité personnelle avec sa manière de lui parler, de s'adresser à lui, de le porter, de le langer. En la regardant c'est lui qu'il voit. Il se voit dans son regard, comme en un miroir, le premier miroir.

Dans certains cas, cet « effet miroir » peut être vécu dans la fratrie. Par exemple, deux sœurs jumelles se coiffent en se regardant mutuellement. L'une explique à sa thérapeute que ce qu'elle lit dans le regard de sa sœur la renseigne sur sa propre image. Sans doute la réciproque est-elle vraie…

Au tout premier stade pendant les trois ou quatre premiers mois de la vie aérienne, il n'est guère possible de parler de facteur extérieur. La mère, avec toutes ses caractéristiques, fait partie de l'enfant : à l'aube de la vie, ils ne font pas Un, ils sont Un.

Cette expérience subjective que fait le bébé d'être mêlé à sa mère, Winnicott la nomme « aperception » car elle précède la perception[1].

Le bébé va de l'aperception à la perception. Quel est le trajet ? Le bébé pourrait dire : « Quand je regarde, je suis vu donc j'existe. Je peux maintenant me permettre de regarder et de voir. Je regarde maintenant de manière créative et ce que mon aperception saisit je le perçois aussi. En fait, je prends soin de ne pas voir ce qui n'est pas là pour être vu – à moins que je ne sois fatigué. »

---

1. Winnicott D.W., *Jeu et Réalité*, Gallimard, 1975, p. 158.

Cette dernière précision n'est pas négligeable car elle introduit à la perspective de la séparation moi/non-moi (voir
lexique, *moi*, page 179).

La mère c'est l'enfant, l'enfant c'est la mère, dans une même bulle.

Le bébé ne se distingue pas de sa mère, il fusionne avec elle.
Cette perception est à la base du fantasme :

> Lors d'une séance Max dit à sa psychanalyste : « Aujour-
> d'hui je suis dans l'émerveillement de venir vous voir... Je
> me recontacte moi-même quand je contacte cet élan
> envers vous, cela signifie la même chose. » Souffrant
> d'asthme, il explique alors : « Ma capacité à respirer est
> complètement dépendante de la vôtre ; quand je suis
> comme ça, je n'ai pas peur de respirer jusqu'au bout parce
> que je sais que chez vous ça va redémarrer... Vous êtes la
> représentante unique de l'humanité à ce moment-là ».

Nous saisissons dans l'exemple de Max une illustration du
transfert chez un adulte traversant une phase de dépendance
extrême. Nous le voyons lorsqu'il exprime son besoin de
calquer sa respiration sur celle de sa psychanalyste pour
retrouver son propre rythme respiratoire.

Winnicott fait cette intéressante remarque :

*« Il est vraisemblable que pour l'enfant qui vient de naître, c'est la
respiration de la mère qui a un sens, tandis que sa propre respiration rapide reste dépourvue de sens jusqu'à ce que son rythme se
rapproche du rythme respiratoire maternel. Il est sûr que les tout-
petits, sans même le savoir, s'amusent avec les rythmes et les rythmes
croisés[1]... »*

---

1. Winnicott D.W., *La nature humaine*, Gallimard, 1990, p. 188.

« *La séquence peut être celle-ci : conscience chez l'enfant* in utero *de la respiration maternelle ; conscience chez l'enfant hors de l'utérus de la respiration maternelle ; conscience chez l'enfant de sa propre respiration*[1]. »

À cette période du début de la vie, où règne la dépendance absolue, le monde du bébé – garçon ou fille – est régi par « le féminin pur ». Le nourrisson ne fait qu'un avec sa mère, il n'a pas conscience de son identité propre, il ne dispose pas des outils nécessaires pour séparer moi et non/moi ; il ne connaît pas ses frontières corporelles, ni ses limites, il n'habite pas encore son corps ; il n'a pas de lieu où résider. Son moi, c'est le moi de la mère qui le porte, et il ne le sait pas. L'objet est alors le sujet, le bébé est le sein ou la mère. Il se caractérise par l'expérience d'ÊTRE. C'est également la période que revit Max, adulte, lors de sa cure psychanalytique.

Le nourrisson, un être en devenir

Le nourrisson naît immature. Son développement psychoso-matique, moteur, affectif, intellectuel va s'effectuer à l'inté-rieur du cadre qui l'accueille. La famille est le terreau dans lequel il va se développer. La relation avec la mère est de ce fait le berceau du narcissisme primaire de l'enfant, de son estime de lui.

Les animaux familiers font partie du cadre ; ils appartien-nent à l'entourage du bébé. Winnicott écrit fort joliment :

« *Si vous venez, par exemple, de mettre un oignon de jonquille dans un pot, vous savez parfaitement bien que ce n'est pas vous qui ferez pousser l'oignon pour qu'il devienne une jonquille. Vous fournirez*

---

1. *Ibid.*, p. 188.

la terre qui convient et vous l'arroserez juste comme il faut. Le reste viendra naturellement, parce que l'oignon porte en lui la vie[1]... »

Il y a en effet un principe vital dans chaque bébé, une étincelle de vie, un potentiel créateur, mais il est nécessaire que l'entourage assure la continuité – des soins psychoaffectifs et nourriciers – après la naissance, afin que le nourrisson ait le sentiment d'exister.

Ainsi les processus naturels ont-ils besoin de bénéficier d'un environnement protecteur et sécurisant pour se développer. Des éléments facilitateurs doivent être proposés car la tâche du bébé qui vient au monde est immense.

Cette première relation à soi – cohésion sujet/enfant et objet/mère –, que Winnicott appelle parfois la relation à un, est une étape psychique essentielle pour créer ensuite la relation à deux, la relation à la mère en tant qu'individu différencié de soi. Le bébé est alors mûr pour aborder la relation à trois qui inclut le père.

À l'aube de la vie, le nourrisson est totalement dépendant, il n'a aucune autonomie. Immense est cette dépendance de l'*infans*, car il ne parle pas ; il est non seulement porté mais il est parlé par la mère qui interprète et donne sens à ses borborygmes.

« Tu as faim... », lui dit-elle ; « Tu as envie de dormir... Tu voudrais que je te prenne dans mes bras... » Cette « petite chose » chaude et bien vivante qui, du fait de son impuissance motrice, occupe beaucoup de place, qui crie et réclame, n'a pas encore de moi. Son self est potentiel (voir lexique,

---

1. Winnicott D.W., *L'enfant et sa famille*, Payot, 1971, p. 29.

self, page 181), il a à se construire ; dans cette dépendance
même s'origine un sentiment de toute-puissance, sous
réserve d'une réponse maternelle adaptée.

Toute-puissance et illusion

Une illusion de toute-puissance bénéfique est vécue par le
nourrisson au moment où la mère répond à ses besoins.

Voici la séquence : lorsque naît la sensation de faim, sous
l'effet de la tension provoquée par la pulsion (voir lexique,
pulsion, page 180), la main ou la bouche s'avance vers l'objet
présumé. Imaginez ce mouvement qui part de l'enfant
comme une tête chercheuse… La mère, elle, identifiée à son
bébé, poussée par un ardent désir de le nourrir, lui présente
alors le sein – ou le biberon. À la faveur de cette coïncidence
temporo-spatiale se produit chez le nourrisson l'illusion
d'avoir fait apparaître le sein de sa mère, de l'avoir créé. Ce
que la mère donne est double : elle donne le sein et offre son
désir de nourrir.

Pour que l'illusion se produise, il faut un mouvement double
et simultané que Winnicott illustre par deux vecteurs se
dirigeant l'un vers l'autre.

L'adaptation presque parfaite de la mère, « biologiquement
conditionnée » à sa tâche qui consiste à s'adapter activement aux besoins de son nourrisson, engendre chez lui
l'illusion d'avoir créé le sein. Winnicott parle de « condition-
nement biologique » car on observe, certes, une identification consciente mais aussi une identification profondément
inconsciente de la mère à son bébé.

Ainsi l'enfant va-t-il progressivement concevoir une réalité extérieure correspondant à sa capacité personnelle de créer ; il perd petit à petit l'illusion mais garde le sentiment de sa puissance. L'effondrement de cette illusion de contrôler l'apparition et la disparition de l'objet sera l'événement majeur de la vie du bébé.

Dans ce premier espace d'*illusion partagée* où règne l'unité fusionnelle, « *il n'y a pas d'échanges entre la mère et l'enfant… L'enfant prend au sein ce qui est partie de lui-même et la mère donne du lait à un enfant qui est partie d'elle-même*[1] ».

Un petit d'homme dépendant

La dépendance est source de force ; en elle s'origine l'omnipotence, car le moi de la mère soutient celui de l'enfant. Le degré de dépendance évolue avec le temps. Winnicott ne détermine pas d'âge spécifique pour chaque phase.

Dans le ventre de la mère, la dépendance extrême

Dans la première phase, celle de la période fœtale, la dépendance est extrême. Avant de venir au monde, le bébé vit un état d'équilibre, de plénitude, dans lequel ses besoins sont comblés à 100 %. Il n'y a ni objet ni individu, mais une « essentielle solitude » et « nulle conscience de l'environnement ».

Ce qui reste inscrit en lui de ces neuf mois passés dans le ventre maternel, c'est une expérience – pas encore une représentation, il n'en a pas les moyens – de vie paisible. Ce

---

1. *Jeu et réalité, op. cit.*, p. 22.

vécu, l'enfant pourra le retrouver naturellement dans le sommeil, ou bien ultérieurement par la voie d'expériences de régression plus ou moins profondes : yoga, relaxation, thérapies à partir du souffle, cure analytique, etc., ou encore dans la drogue et les conduites addictives. Ajoutons aussi que certains jeux dangereux d'étranglement, chez l'adolescent, obéissent sans doute à la même recherche de modification d'état de conscience.

La quête de cet état de plénitude tranquille du départ, vécu pendant la gestation, est un argument de Winnicott contre l'affirmation de l'existence de la pulsion de mort. Par exemple, bien des tentatives de suicide sont motivées par le désir que « ça s'arrête… Et que l'on retrouve la paix », ce qui est davantage le signe d'une envie de retour à la plénitude que d'un réel désir de mourir.

Après la naissance, la dépendance absolue

Une fois né, le bébé passe par une seconde phase dans laquelle, sorti de l'apesanteur et de la plénitude ressentie dans le ventre de sa mère, sa dépendance est absolue et elle est double du fait d'être méconnue. En effet, cette dépendance est vécue, et de plus le nourrisson n'en a pas conscience ; il ne connaît rien des soins maternels. Cette phase s'étend environ sur les trois ou quatre premiers mois de sa vie aérienne.

Tout se passe, pour lui, comme si l'amour – lié aux techniques de soins adéquates – ne venait plus de tous les côtés, mais du bas seulement, du fait que la mère le tient dans ses bras. La façon dont la mère va porter son enfant est alors fondamentale ; d'elle dépend l'installation d'un sentiment de sécurité indispensable pour que le centre de gravité de l'être s'installe dans le noyau central – c'est-à-dire dans le futur individu – et pas dans la coquille externe, protectrice (voir le chapitre sur le *holding*, page 32).

Winnicott représente la relation initiale individu-environnement par deux boules incluses l'une dans l'autre, la plus petite à l'intérieur évoque « *un état d'existence*[1] », le noyau du futur individu ; tout autour il y a une sorte de pneu protecteur, le moi de la mère.

C'est l'illustration de l'isolement absolu du début de la vie. Deux possibilités se présentent alors pour sortir de cet état d'isolement primaire.

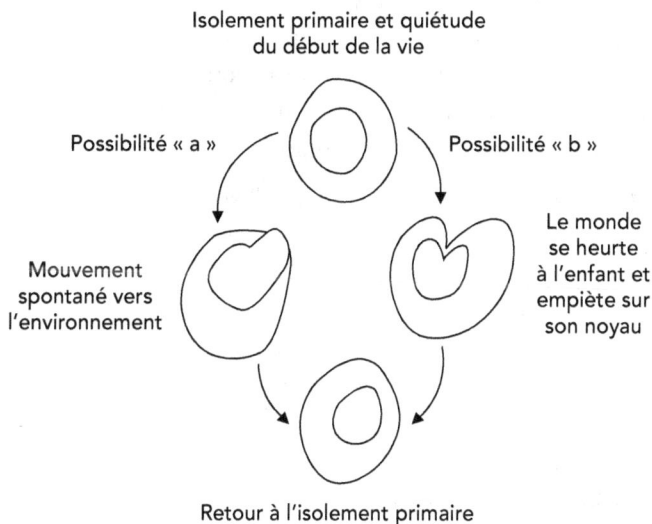

Isolement primaire et quiétude
du début de la vie

Possibilité « a »

Possibilité « b »

Le monde
se heurte
à l'enfant et
empiète sur
son noyau

Mouvement
spontané vers
l'environnement

Retour à l'isolement primaire

---

1. *Ibid.*, p. 166.

Si le noyau est suffisamment soutenu par les soins maternels, l'enfant va progressivement à la découverte de son environnement [Situation « a »]. Poussé par son élan vital et son potentiel créateur, il découvre le monde « avec ses mouvements propres, ses gestes, la salivation, la vue… Alors le contact avec la vie extérieure fait partie de la vie même », c'est une source d'enrichissement. « L'envahissement est accepté », c'est-à-dire que l'environnement est accueilli par le tout-petit du fait que c'est lui l'acteur. C'est l'assise du sentiment d'être *(Being)* et du sentiment d'être réel.

Si, au contraire, le monde se heurte au noyau du tout-petit en devenir, l'envahissement n'est pas accepté mais vécu comme un empiètement [Situation « b »]. « Le sens du self est alors perdu », l'enfant entre en réaction contre cet environnement intrusif ; il perd sa spontanéité, se retire et retourne à l'isolement à l'intérieur de sa bulle, comme un coquillage à l'intérieur de sa coquille.

« Une bonne technique de soins (…) et l'aménagement de la situation générale se substituera graduellement à la coquille, et le noyau — qui pour nous n'a pas cessé de ressembler à un petit enfant d'homme — pourra commencer à devenir un individu[1]. »

Somi, une ancienne toxicomane, explique que, le matin, sa mère venait la réveiller en lui mettant un biberon dans la bouche avant même qu'elle n'ouvre les yeux ; elle n'avait pas le temps d'éprouver la faim, de saliver, de tendre les mains vers le biberon. Elle se laissait donc nourrir – et même avec plaisir, d'où l'addiction ultérieure – mais ne pouvait pas intégrer l'expérience pulsionnelle en jeu ; elle ne pouvait pas faire l'expérience de l'élan vital, qui

---

1. *Ibid.*, p. 201.

pousse à aller chercher à l'extérieur ; elle ne pouvait pas le prendre à son propre compte. L'envahissement, certes, était accepté. Cependant, Somi, séduite par sa mère et non soutenue par elle, n'a pas pu se sentir réelle à ce moment-là. Ainsi s'est constitué, chez elle, un terreau favorable à la fabrication d'une addiction.

Cette expérience d'empiètement a également été vécue, d'une façon différente, par Max qui raconte à sa thérapeute :

« Enfant, je devais être sage comme une image, ne pas faire de bruit, ne pas déranger. Dès le lendemain de Noël, les cadeaux étaient montés au grenier et je ne pouvais jouer avec. » Toute spontanéité lui était interdite, ses besoins de petit garçon étaient contrecarrés. Ainsi Max s'est-il replié sur lui-même. Il poursuit : « Ma grande distraction était de me mettre à la fenêtre et de regarder passer les voitures, sans jouer. »

Que de travail plus tard pour se sentir vivant, réel et aller activement vers le monde !

Ces expériences précoces modèlent la façon d'accueillir ce qui nous entoure ; elles déterminent si ultérieurement, dans sa vie, « l'individu » s'avancera avec confiance vers l'extérieur, ira au-devant des expériences et, ce faisant, éprouvera le sentiment d'exister et le sentiment d'être réel, ou bien s'il se retirera vers l'intérieur au moment où il aura besoin d'une « réassurance » pour savoir si la vie vaut la peine d'être vécue.

Si les expériences d'empiétement se répètent, et ne peuvent pas être intégrées, des tendances paranoïdes commenceront à se mettre en place. Celles-ci vont se manifester, par exemple, par cette disposition particulière qui consiste à se sentir mal aimé ou persécuté, voire même à susciter la persécution de l'entourage.

De la dépendance absolue à la dépendance relative

Le nourrisson évolue, il atteint graduellement une troisième phase, dite de dépendance relative ; il commence à avoir conscience du besoin qu'il a des soins de sa mère ou de la personne qui s'occupe de lui – père, nourrice, etc. – et peut les associer à ses propres pulsions. De 3-4 mois à 18 mois-2 ans, le nourrisson réalise peu à peu qu'il y a un environnement, et devient de plus en plus capable d'envoyer des signaux qui le font passer de la dépendance absolue à une dépendance relative, qui permet un tout début de contrôle de l'environnement.

Dans ces deux phases de dépendance absolue et de dépendance relative, si le nourrisson peut vivre une expérience d'omnipotence, il peut aussi, si l'environnement est défaillant, se trouver dans un état de déréliction total. Les angoisses du nourrisson sont intenses et ravageuses ; ce sont des angoisses « d'anéantissement », des angoisses « disséquantes », qualificatif qui évoque bien le morcellement[1]. Elles peuvent être revécues par un adulte très régressé et donner lieu à des sensations de chute infinie, de cataclysme terrifiant.

> Julien, après une séance d'analyse éprouvante, ressent au moment de se lever du divan une sensation vertigineuse de chute et s'effondre sur place. Quant à Elsa, elle fait des cauchemars terrifiants la nuit, dans lesquels elle « voit » remonter de la cave des parents des monstres auxquels elle ne peut pas échapper. Ces mauvais rêves angoissants l'empêchent de se rendormir.

---

1. Ce type d'angoisse est très différent de l'angoisse de castration mise en évidence par Freud chez le névrosé. Les angoisses du bébé sont plus proches de celles de la psychose que de celles de la névrose.

Nous voyons ainsi que les angoisses précoces non intégrées font retour dans des manifestations corporelles ou des cauchemars.

Vers l'indépendance

La phase suivante est celle qui mène à l'indépendance. Le tout-petit acquiert la capacité à se débrouiller sans que la mère soit effectivement présente. C'est l'avènement de la capacité à être seul. C'est possible pour lui, car il a engrangé le souvenir d'avoir été soigné et il peut recourir à ces images internes ; il a gardé en lui et intégré les soins qu'il a reçus et sa confiance dans l'environnement s'est accrue. D'autre part il devient capable de compréhension intellectuelle et, comme nous le verrons, il apprend à combler les manques, les lacunes de l'entourage et il parvient à transformer un entourage défaillant en un entourage suffisamment bon.

Il y a une grande différence, précise Winnicott, entre la dépendance de l'enfant à la mère et ce que l'on appelle la relation symbiotique. « Dépendance » veut dire que le moi de l'enfant n'est fort que parce qu'il est soutenu par le moi d'une mère « suffisamment bonne ». La dépendance telle que la conçoit Winnicott est un paradoxe car elle est source de force. Il va plus loin lorsqu'il écrit, dans *Conversations ordinaires* :

« Si l'on ne reconnaît pas authentiquement le rôle de la mère {et de la dépendance à la mère} il y aura toujours cette vague crainte de la dépendance. Cette crainte peut parfois se traduire par une peur de la Femme, ou d'une femme et prendre parfois d'autres formes moins reconnaissables, mais où il entre toujours la crainte de la domination[1]. »

---

1. Winnicott D.W., *Conversations ordinaires*, Gallimard, 1988, p. 139.

Tout individu sain, toute personne heureuse de vivre, ayant le sentiment d'avoir sa place dans le monde, a une dette infinie envers une femme – sans doute sa mère – qui s'est dévouée à lui lorsqu'il était nourrisson. Reconnaître ce rôle et cette contribution d'une femme est essentiel car cela atténue en nous la peur de la dépendance.

L'empreinte de la mère – aussi vivace qu'inconsciente – s'inscrit silencieusement dans la chair et la psyché de l'*infans*. Son féminin, qu'elle-même ignore en grande partie, le marque à jamais d'un sceau indélébile. Cette transmission, qui s'effectue à un niveau si basal, est peut-être, selon Winnicott, à l'origine de la peur ultérieure, que beaucoup d'hommes ont de la femme, et des discriminations, ou même des persécutions, dont elle fait souvent l'objet.

La préoccupation maternelle primaire

La préoccupation maternelle primaire, c'est l'état particulier dans lequel se trouve la mère dans la période de dépendance absolue. À la fin de sa grossesse et pendant les quelques semaines qui suivent la naissance, la mère passe par un épisode de repli ; elle est totalement obnubilée par son bébé et vit un moment de retrait par rapport au monde extérieur. Toute mère dévouée à son enfant « doit » être capable de traverser cette sorte de maladie schizoïde et d'en sortir, car c'est dans cet état d'extrême sensibilité qu'elle s'identifie le mieux à son nourrisson.

La femme – mère ou non – est biologiquement préparée à vivre cet état de narcissisme particulier, cette « maladie normale » et passagère, qui la fait s'identifier au bébé. Comme elle-même a déjà fait cette expérience d'être bébé, cela est inscrit en elle de manière inconsciente ; elle en porte la trace. La mère, qui naît – en tant que mère – en même temps que son bébé vient au monde, renoue avec des inscriptions primitives, issues de son histoire personnelle et générationnelle.

Des inscriptions actuelles viennent rencontrer et réveiller de l'archaïque en elle. C'est-à-dire qu'elle va puiser inconsciemment à la fois dans ses expériences personnelles précoces et dans le savoir qui lui a été transmis, de femme en femme[1]. C'est la raison pour laquelle « la mère ordinaire » sait – sauf névrose importante – ce qu'elle a à faire. Le rôle de l'entourage est alors de la soutenir, de l'accompagner, et non de savoir à sa place.

Le risque existe aussi que la mère, lorsqu'elle puise inconsciemment dans son histoire personnelle pour s'occuper de son bébé, revive sa propre situation de nourrisson vécue alors que sa mère – la grand-mère de l'actuel bébé – s'est trouvée défaillante.

> C'est l'histoire de Lise qui, à l'occasion de la naissance de sa deuxième fille, traverse un épisode sévère de décompensation, accompagné d'idées autoaccusatrices, au moment où sa mère est hospitalisée pour dépression grave. De manière paradoxale, Lise, qui est unanimement reconnue comme une bonne mère, s'accuse d'être incapable, d'être mauvaise, de ne pas savoir faire ce qu'il faut pour ses filles. C'est alors qu'elle apprend que sa mère – à qui elle craint de ressembler – a été hospitalisée une première fois à sa naissance, pour le même motif de dépression, dans cette période où mère et bébé sont Un. En fait, tous les reproches qu'elle se fait à elle-même s'adressent en réalité à sa mère, à laquelle elle demeure fortement identifiée.

----

1. C'est ainsi que Winnicott fait l'hypothèse d'une phase de féminin pur.

Ce qu'a vécu Lise n'a pas pu trouver de place dans son psychisme immature de bébé ; et au moment où, adulte, elle retrouve l'Un avec son nouvel enfant, son histoire personnelle revient au jour, cherchant une parole pour se dire et un nouveau lieu, pour s'inscrire, cette fois, dans le conscient.

La femme est *héréditairement préparée* à vivre avec son bébé cette expérience d'absolue dépendance. Elle met en veilleuse ses propres pulsions au moment de l'arrivée d'un nouvel hôte. Cet héréditaire, transmis par les mères, est à l'origine du fait que d'autres femmes puissent devenir puéricultrices ou que des sœurs aînées puissent assurer *les soins* à des bébés qui ne sont pas les leurs[1].

La mère sort de cet état de retrait dans lequel elle était uniquement centrée sur son nourrisson, car son élan vital l'y pousse. Son désir d'épanouissement personnel, son désir de se sentir à nouveau femme et désirable en tant que telle, l'envie de retrouver le monde extérieur, la propulse hors du cocon où elle s'enfermait avec son bébé. La présence masculine de son compagnon peut l'y aider à ce moment-là.

---

1. Soins est à entendre ici au sens large, car cela concerne aussi les échanges par le regard et le langage.

Chapitre 3

La mère suffisamment bonne

Psychanalystes, psychothérapeutes et autres spécialistes de la relation humaine utilisent les expressions « bonne mère », « mauvaise mère », « mère phallique », « mère castratrice »… Et tant d'autres termes ! Mère suffisamment bonne, *good enough*, c'est bien autre chose et c'est nouveau.

L'emploi de cet adverbe « suffisamment » devant l'adjectif qualificatif « bonne » est une véritable trouvaille de Winnicott qui recourt à ce nouveau concept à partir de 1950 pour faire la distinction entre la terminologie kleinienne et la sienne propre.

Dans le vocabulaire kleinien, on trouve les deux expressions de bonne mère et mauvaise mère. Ces deux vocables – souligne Winnicott – s'appliquent à la mère interne, à la mère fantasmée et non à la mère réelle, celle qui nourrit l'enfant.

Il ne récuse pas la notion de mère interne, cependant il affirme très fermement que ce n'est pas à elle qu'il s'adresse mais aux « mères réelles avec des bébés », aux mères qui ont affaire à la vie quotidienne et aux tâches qui leur incombent avec leur nourrisson.

On se trompe si l'on croit que Winnicott s'adresse aux mères comme si elles étaient parfaites, comme si elles faisaient partie des « bonnes mères » du vocabulaire kleinien qui, tout comme les « mauvaises mères », « *sont des objets internes et n'ont rien à faire avec les femmes réelles*[1] ».

La mère winnicottienne c'est la « mère ordinaire »

La mère suffisamment bonne, c'est la mère dévouée qui fait de son mieux, elle est capable d'avoir des défaillances et d'y remédier.

Winnicott précise vraiment sa pensée en 1952 dans une lettre à Money-Kyrle, un confrère[2], lorsqu'il lui écrit :

« *En réalité, je parle toujours des mères "suffisamment bonnes" et des mères "insuffisamment bonnes", parce que quand nous parlons de la femme réelle, nous savons que le mieux qu'elle peut faire est d'être suffisamment bonne…* »

L'intérêt de ce concept est qu'il renvoie à l'idée que la mère suffisamment bonne est une construction conjointe du bébé et de sa mère, une construction à deux.

L'enfant qui grandit apporte sa contribution à la fabrication d'une mère suffisamment bonne, par sa capacité à composer avec ce qui fait défaut et à pallier ce manque par la compréhension et la tolérance à la frustration.

Le nouveau et l'important, avec Winnicott, est la prise en compte de la faille et de la défaillance comme facteur normal, intrinsèque à la relation mère/enfant, et même plus, comme

---

1. Winnicott, *Lettres vives*, Gallimard, 1989, lettre 26, p. 73.
2. *Ibid.*, p. 73.

facteur indispensable à la croissance du bébé, à l'éclosion de son potentiel.

> Véronique vient de mourir en laissant derrière elle un petit garçon de deux ans, Karim. Cette jeune femme avait appris son cancer en même temps qu'elle mettait son enfant au monde. Avec son ardent désir de vivre et d'aimer elle n'a eu de cesse d'éveiller le potentiel de son bébé, de son tout-petit. Elle lui parlait sans cesse, lui racontait des histoires, l'incitait à la parole, à la communication. Avec l'aide de l'entourage, qui assurait bien sûr la continuité des soins, le relais, qui portait bébé quand c'était nécessaire, elle a semé en lui la capacité à supporter l'attente, l'alternance de la présence et de l'absence.

Dans une situation comme celle-là, le rôle de support de la famille et des proches est essentiel pour que le tout-petit puisse se sentir en sécurité physique et psychique et continuer ainsi son travail d'adaptation à la réalité et de composition avec la colère, le chagrin, le désir.

Karim est, à ce jour, un enfant joyeux, communicatif et joueur ; sans doute conserve-t-il en lui une mère vivante et aimante... Ainsi, Véronique, pendant son court temps de vie, avec ses possibilités de plus en plus réduites, fut, sans doute, une mère suffisamment bonne, c'est-à-dire une mère allant au-devant des processus naturels, potentiels, chez son enfant, une mère suffisamment symbolique aussi.

Ce petit garçon, qui vient de fêter ses trois ans, s'assied parfois, tout seul, devant son album de photos et « raconte à sa mère » sa journée d'école. Il a installé en lui une mère interne – un peu comme un double de la mère réelle – qui lui permet de composer avec les expériences du monde ; il a trouvé une solution pour faire face à son immense manque en développant une capacité à évoquer l'absente, à symboliser. Il y avait été préparé par l'expérience répétée de l'absence et du retour de sa mère lors de ses hospitalisations, mais surtout par l'initiation maternelle au langage et à la communication.

L'hypothèse que l'on peut faire est que Karim, s'adressant ainsi à sa mère disparue, se situe alors dans une aire d'illusion bénéfique, où il peut combiner la magie et la prise en compte de la réalité externe où le contrôle de l'objet n'est pas possible. Ce qui le relie à l'aimée perdue, et lui permet en même temps d'aller vers le dehors, ce sont essentiellement deux catégories de phénomènes : outre les inscriptions corporelles – la réminiscence du toucher de la peau de sa mère, de sa voix, de l'odeur de ses médicaments, celle très spécifique de l'hôpital, etc. – il y a le langage.

Cela dit, ce qui est suffisamment bon est subjectif. Ce qui est vécu comme suffisamment bon pour/par l'un peut ne pas être vécu comme suffisamment bon pour/par l'autre.

Les fonctions de la mère suffisamment bonne

Elles sont au nombre de quatre.

Le holding

Le *holding* c'est le portage, c'est-à-dire la manière dont l'enfant est tenu, porté par sa mère ou par l'adulte qui s'occupe de lui. Il n'y a pas seulement le maintien physique qui incombe à la mère, mais aussi le maintien psychique.

Winnicott ne recommande pas une technique de portage particulière ; la mère suffisamment bonne, la mère ordinaire, de par la fusion avec son bébé, sait ce qu'elle a à faire. L'important est qu'elle ne substitue pas son propre désir au besoin de l'enfant, comme le faisait la mère de Max :

> Ce dernier explique à sa thérapeute l'importance qu'elle lui ait tenu la main à la séance précédente : « Un contact simple comme ça, avec ma mère, ça n'existait pas. Elle *prenait vers elle.* » Il continue en évoquant : « Je me souviens d'une fois où ma nièce pleurait. Ma mère l'a arrachée des bras de sa maman en disant "viens je vais te consoler, moi, je te comprends", et elle l'a collée contre elle... » Puis Max ajoute : « Avec ma mère, il y a tout de suite quelque chose d'affectif, d'énorme... Ce n'est pas un être humain à côté d'un autre... »

Le *holding* fait partie des besoins de base de l'enfant. La mère assure cette fonction qui, au départ, est une fonction de protection contre les dangers physiques ; elle s'étend à la protection contre les dangers psychiques et contre toute autre forme de menace. Grâce à elle, le tout-petit fait l'expérience de la sécurité.

S'il se sent tranquille dans les bras qui le portent, il ne se met pas en état de réaction, de tension défensive, il peut alors laisser venir à lui les informations du monde interne et externe et s'en enrichir...

Une mère qui a peur distille la peur, une mère fusionnelle, avide d'affection, fait ressentir son manque à son bébé ; c'est cela qu'il recueille et à quoi il répond.

L'intégration du temps et de l'espace est étroitement liée à la fonction de maintien.

Le maintien psychique consiste à soutenir le moi du bébé dans son développement, c'est-à-dire à le mettre en contact avec une réalité extérieure simplifiée, répétitive, et même monotone, qui permet au moi naissant de trouver les points de repère simples, stables, nécessaires pour intégrer les différentes données de l'environnement dans le temps et l'espace. Les rituels du coucher, l'histoire que l'on raconte le soir avant de s'endormir – et qui ne doit pas varier d'un pouce – font partie de ces repères dont le petit a besoin pour accueillir en confiance ce moment de désintégration que représente le passage de la veille au sommeil – l'endormissement supposant l'abandon du contrôle moteur, visuel, du contrôle de la pensée.

Le handling

Le *handling* est la manière dont l'enfant est manié, manipulé.

Cet aspect est essentiel, car au début de sa vie, le corps du nourrisson n'est pas relié à sa psyché. L'expérience qu'il va faire de ses ressentis et demandes physiques – gargouillements, cris, sensation de froid sur la peau, etc. – va rencontrer une réponse venue de l'environnement, de la mère – qui va le changer, le nourrir, l'habiller quand il a froid, etc. Ces réponses vont aider progressivement le tout-petit à réunir son corps et sa psyché, à devenir un individu.

Ainsi, nous pouvons avancer que les massages prodigués aux tout-petits – et aux grands – ont bien des vertus…

Winnicott emploie le terme de *handling* pour nommer la façon dont la mère aborde le corps de son enfant, la manière

Le *handling* à l'africaine

En Afrique le massage des bébés est une pratique ancestrale qui se transmet de génération en génération ; elle porte sur tout le corps : les bras, les jambes, le thorax, l'abdomen, le dos, les pieds. La peau, très sèche, peut faire l'objet d'un grattage suivi d'un massage avec une onctueuse huile d'amande douce. Le bébé tire un grand bienfait de ces massages qui prolongent les contacts mère/bébé ; ces massages détendent, apaisent, entretiennent la souplesse de son corps, renforcent le sentiment de son unité et de sa cohésion, son harmonie.

Ainsi massé, le bébé pourrait dire : « Je me sens bien dans mon corps, je l'habite entièrement, je me sens souple et fort, j'ai du plaisir à le bouger, à courir, à sauter, à danser. »

dont elle s'y prend lorsqu'elle le change, lui donne son bain, l'habille ; le massage est une technique particulière qui a ses variantes suivant les cultures.

La présentation de l'objet

Cette fonction consiste pour la mère à présenter le sein au moment où l'enfant est prêt à l'imaginer donc à le trouver (voir chapitre 2, page 18).

Un bébé peut déclencher une anorexie – et s'affamer – si l'objet/sein ou l'objet/biberon lui est présenté d'une manière inopportune, vécue comme un empiètement ou une séduction comme ce fut le cas pour Somi[1] qui ne savait pas dire « non » ; elle aurait pu présenter une anorexie mais elle a « choisi », pour ainsi dire, de développer une addiction.

---

1. Voir l'exemple associé, chapitre 2, page 22.

Au fil des expériences, la mère introduit des délais et le bébé devient capable d'assumer des relations excitantes avec les choses ou avec les gens sans être submergé par l'angoisse. Il peut crier sa faim, s'agiter et se trémousser – ce qui n'est pas sans lui causer du plaisir car tout exercice corporel est un accomplissement de soi – et il garde, en même temps, le souvenir des expériences de satisfactions antérieures qui lui permettent de garder confiance dans la bienveillance de l'environnement.

Les émotions trop vives, amour et haine, font naître le chaos chez le bébé qui ne peut pas intégrer la frustration – pas plus qu'une trop grande excitation qui le désorganise. Si le bébé a hurlé sa rage un trop long moment, il ne peut plus accepter le biberon quand celui-ci se présente, c'est le chaos à l'intérieur de lui, peut-être même la perte du sentiment de son unité.

La question de la frustration et de sa gestion par la mère est primordiale ; c'est par là que celle-ci va apprendre progressivement à son enfant – sous la forme d'une certaine tension inaugurale – à percevoir la différence entre la réalité et l'illusion. Si l'attente est trop longue et dépasse le temps pendant lequel le bébé garde l'image d'un objet bon, il peut le refuser.

La mère suffisamment bonne agit d'une manière qui ne heurte pas l'omnipotence de son nourrisson ; à partir de là, celui-ci peut progressivement renoncer à la toute-puissance. L'environnement suffisamment bon associe donc une certaine fermeté, qui a fonction de cadre, c'est-à-dire de *holding*, à des soins appropriés.

Cette fonction qui consiste à présenter le monde extérieur à l'enfant est tout un art ; elle se prolonge bien au-delà de la période de dépendance ; elle perdure chez l'adulte.

L'illusion anticipatrice, la nomination

Dans un premier temps, c'est avec sa mère que l'enfant apprend à parler, à communiquer. Véronique – la mère de Karim évoquée plus haut – en est un exemple remarquable.

La mère ordinaire introduit son bébé au langage, à la parole, à la communication. Tout comme elle avait donné sens aux mouvements du fœtus dans son ventre, une fois l'enfant né, elle donne sens à ses borborygmes, à ses cris, à ses pleurs, à ses sourires, à ses gestes.

> Francine et Brigitte sont deux petites jumelles de 6 mois ; Francine, qui vient de boire son biberon, recrache, Brigitte fait de même, la maman commente alors : « Mais tu fais comme ta sœur, c'est du mimétisme ! » Ainsi donne-t-elle une signification à la réaction de son bébé.

La mère se considère généralement comme lieu d'adresse, destinataire des jeux vocaux, des sons émis par son bébé ; ce faisant, les expressions vocales de celui-ci prennent pour lui valeur de message, et l'enfant peut se reconnaître après coup, dans un aller et retour, comme source du message... Elle a pour mission d'introduire son enfant au langage et à la relation.

Toute production gestuelle ou langagière de l'enfant a valeur signifiante pour la mère de par la *capacité d'illusion anticipatrice* de celle-ci.

Winnicott parle de la folie nécessaire des mères, folie qui leur permet d'entrer dans cette maladie bénéfique qu'est la préoccupation maternelle primaire (voir lexique page 180). Pendant cette période particulière du début de la vie où la mère et le bébé sont mêlés l'un à l'autre, là où il n'y a que masse sonore, la mère choisit de donner un sens plutôt qu'un autre aux expressions vocales et autres de son nourrisson.

Ainsi, la mère suffisamment bonne donne une signification, et ce, maintes et maintes fois, « aux gestes, aux cris et aux borborygmes de son bébé ». Cette position de la mère permet au sujet d'advenir.

La mère suffisamment bonne est une initiatrice. Lacan disait une chose que n'aurait pas démentie Winnicott : une parole n'est parole que dans la mesure exacte où quelqu'un y croit.

La mère nomme les personnes de l'entourage, les objets, mais avant tout elle nomme son bébé ; elle l'identifie. « C'est mon petit Pierre… Comme tu ressembles à ton grand-père ! » L'identification nous vient du dehors et le premier dehors, c'est la mère.

Elle l'appelle et l'enfant enregistre, en même temps que son prénom, les intonations de sa voix ; il lit dans son regard, son désir, ses émotions ; il enregistre aussi des messages inconnus d'elle-même, des jugements, des désirs, des identifications, éventuellement en rapport avec l'histoire familiale. Des messages, relevant de ce qui ne se dit pas, se faufilent au travers des paroles prononcées et ne seront entendus et reconnus que plus tard, incidemment à l'occasion de décisions, de choix qui surprennent.

Ainsi notre prénom reste-t-il lié pour chacun d'entre nous, de manière indélébile, à la voix de notre mère d'abord, puis à celle de notre père et à celle des personnages tutélaires de l'environnement.

Il est en de même pour notre identité, intimement liée à la nomination.

Les qualités de la mère suffisamment bonne

Continuité, fiabilité, adaptation progressive sont les qualités majeures de la mère suffisamment bonne.

La continuité

La continuité de l'environnement humain et non humain est essentielle à l'intégration de la personnalité individuelle – soins, paroles, portage, etc. La mère sait, en outre, qu'elle doit rester vivante et le faire sentir et entendre à son enfant. Tenir et survivre à son amour cannibalique[1] et à son agressivité sont deux qualités essentielles de la mère dans son rapport à son enfant. Véronique le savait bien, elle qui s'est battue pour tenir le plus longtemps possible afin d'avoir le temps d'éveiller les capacités potentielles de son bébé pour qu'il puisse faire face à la réalité.

Un éloignement, une absence trop longue, ou encore un biberon trop chaud, une épingle qui érafle la peau, peuvent provoquer un effet de rupture dans la continuité des soins qu'une mère apporte à son enfant. Le bébé surpris peut opérer un retrait plus ou moins long. La mère suffisamment bonne trouve les mots, les gestes, les caresses qui consolent et permettent le rétablissement du contact.

---

1. « Cannibalique » est à prendre au sens figuré d'avidité car, au sens propre, l'enfant n'a pas envie de manger sa mère ou son sein, même s'il mord.

Plus lourde de conséquences est la survenue d'un épisode dépressif chez la mère, dont le regard s'éteint, ne communique plus rien au bébé ; celui-ci est alors perdu, il n'a plus de repères. Si la situation ne lui est pas expliquée, et s'il n'a pas la capacité de prendre en compte cette défaillance et de l'intégrer, s'il ne parvient pas à rétablir la situation initiale par la compréhension intellectuelle et à retrouver le regard vivant et aimant de sa mère, il peut avoir l'impression qu'on la lui a changée. Il peut devenir anxieux et agité comme s'il voulait réanimer sa mère.

> C'est sans doute à cette capacité de prendre en compte et d'intégrer la défaillance de sa mère à laquelle n'avait pas pu accéder Josy, cette petite fille qui disait : « *On m'a changé ma maman !* » Elle ne la reconnaissait pas. La personne qui s'occupait d'elle était « quelqu'un d'autre ».

Dans ce cas, la mère a d'importants efforts à faire pour regagner la confiance de son enfant.

L'environnement non humain est lui aussi d'une grande importance ; il est à inclure dans le complexe de mère suffisamment bonne. Par exemple, les animaux familiers en font partie intégrante, ainsi que la maison. De nombreux enfants ou adultes n'ont pu intégrer un changement de lieu, un déménagement… Et même chez un tout-petit, lors de la phase de dépendance relative, un changement de décor trop radical peut mettre en péril la continuité d'être.

Certains patients borderline ont parfois du mal à supporter que la couleur des murs du cabinet de l'analyste se renouvelle à l'occasion de vacances, ou que celui-ci/celle-ci change de coiffure ! C'est comme si, à l'instar de Josy, ils s'exclamaient :

« On m'a changé ma psychanalyste ! » et l'angoisse les submerge.

La vie est changement ; la mère suffisamment bonne sait qu'elle doit doser ce qui change et ce qui ne change pas pour que l'enfant conserve son sentiment de sécurité, sa confiance.

La mère trop longtemps absente – ou même malade – devient une mère méchante du fait de la projection de l'agressivité engendrée par l'angoisse. Ces temps d'absence ne doivent pas dépasser la capacité qu'a l'enfant de conserver vivante et amicale la représentation qu'il se fait de sa mère. S'il n'en est pas ainsi, une tendance antisociale peut se mettre en place ; c'est ce qui se passe avec les enfants déprivés.

> *La déprivation n'est pas une simple perte,*
> *c'est davantage qu'une privation.*

La condition pour que la déprivation se produise est que le bébé ait pris conscience de l'existence d'un entourage autour de lui. Il y a eu une perte de quelque chose de bon, qui a été positif dans l'expérience de l'enfant jusqu'à une certaine date, et qui lui a été retiré trop tôt ou trop soudainement, trop brutalement.

Le fait très important est que c'est l'objet interne qui est perdu et la mort de l'objet interne fait naître le désespoir. Face à cette perte, aucun objet externe ne peut satisfaire l'enfant, il ne peut pas jouer, ni s'occuper.

Marine se revoit assise dans l'escalier noyée dans des pleurs interminables quand sa mère s'absentait ; mais elle se souvient surtout qu'au retour de celle-ci, elle restait longtemps inconsolable, comme si elle ne pouvait pas prendre en compte son retour, c'est-à-dire intégrer l'alternance présence/absence ; une dissociation s'était établie entre l'objet interne et l'objet externe ; le retour de l'objet externe, c'est-à-dire de la mère réelle, ne réparait pas le vécu de perte interne ; il fallait du temps pour cela...

La fiabilité

Une mère fiable est une mère stable et prévisible qui assure le soutien du moi au sens propre et au sens figuré.

La mère fiable est celle qui rend possible la satisfaction pulsionnelle ; elle en contient l'expérience pour en assurer une issue favorable.

Son moi protecteur est là au moment où l'excitation du ça emporte son rejeton. Ainsi, lorsque celui-ci est affamé, tout se passe comme s'il « avait des lions et des tigres à l'intérieur » prêts à dévorer et à mordre ; la mère suffisamment bonne veille à l'aider à contenir ses pulsions, à les modérer, à en différer la satisfaction afin qu'il puisse pleinement profiter de l'expérience du « nourrissage » – fait d'être nourri.

La mère fiable sait aussi – sans l'avoir lu dans les livres – qu'une certaine dose de fermeté est nécessaire à l'enfant pour lui permettre de faire le chemin du principe de plaisir au principe de réalité, sans s'écorcher inutilement. Elle sait qu'un cadre ferme, solide autant que bienveillant est favorable à l'exercice de la pulsion[1], à la liberté créatrice (voir le chapitre 4, page 49), au développement de l'intelligence

---

1. Winnicott écrit : « *La pulsion est le nom donné à la puissante poussée biologique qui va et vient dans la vie de l'enfant petit ou grand et qui exige l'action* », *La nature humaine*, Gallimard, 1990, p. 57.

qui trouve des solutions nouvelles aux problèmes qui se posent. Il appartient à la mère fiable de répéter, maintes et maintes fois, avec monotonie même, les mêmes actions, les mêmes paroles pour que le bébé, lui, puisse faire des expériences instinctuelles variées et enrichissantes.

Si la mère présente le monde à son enfant de manière chaotique, alors ce dernier crée un monde chaotique. La mère suffisamment bonne simplifie le monde.

La mère fiable communique à son bébé tout le plaisir qu'elle a à s'occuper de lui et à le nourrir, faute de quoi il peut refuser toute nourriture. Elle fait ressentir à son nourrisson qu'il est le plus beau bébé du monde. C'est à l'aune du regard de sa mère que se constitue sa première image, donc si la mère est déprimée, si son visage est fermé et n'exprime que des défenses rigides, le miroir ne fonctionne pas ; rien n'est alors renvoyé au bébé dont la créativité s'atrophie et qui entreprend de quêter autour de lui par le regard, ses cris, ses appels, « *un environnement qui lui renvoie quelque chose de lui pour construire son noyau identitaire* ».

Ainsi, grâce à une mère suffisamment bonne, chaque enfant fait l'expérience qu'il est unique.

Cependant, toute mère, à un moment ou l'autre, est amenée à éprouver de la haine pour son bébé impitoyable qui n'a cure de sa fatigue et l'empêche de vivre. Excellent observateur, Winnicott dit, de manière imagée, que le tout-petit éprouve pour sa mère un « *amour de garde-manger de sorte que lorsqu'il a obtenu ce qu'il veut, il la rejette comme une pelure d'orange*[1] ».

---

1. Winnicott D.W., *De la pédiatrie à la psychanalyse*, Payot, 1969, p. 80.

La mère fiable a la capacité d'éprouver cette haine – sur fond d'amour – à la tolérer, à l'intégrer sans en faire pâtir son bébé. Elle ne peut lui exprimer sa haine.

« Ce qu'il y a de plus remarquable chez une mère, c'est son aptitude à être tellement maltraitée par son enfant, et à haïr autant sans s'en prendre à l'enfant ni attendre la récompense qui s'offrira ou ne s'offrira pas à une date ultérieure[1]. »

Winnicott va plus loin ; il pense même que la haine a son utilité :

« Pour ma part, je doute qu'un petit d'homme en se développant soit capable de tolérer toute l'étendue de sa propre haine dans un environnement sentimental. Il lui faut haine pour haine[2]. »

Cette affirmation de Winnicott est assez radicale ; le poids de la haine est trop lourd à porter pour l'enfant si la mère répond avec sentimentalisme – par des phrases du type : « Mon pauvre petit… Tu es agressif parce que tu es fatigué ? » – ce qui revient à le laisser tomber au moment où il a besoin de rencontrer un sol ferme. Winnicott pense que la sentimentalité de la mère est néfaste car elle nie la haine ; de ce fait c'est une attitude qui ne vaut rien du point de vue du petit enfant. La mère suffisamment bonne n'est pas un miroir lisse comme un lac sans vague, elle est, bien au contraire, un miroir vivant à partir duquel l'enfant construit son moi et son « je ».

« Afin de regarder et de voir le monde de manière créatrice, l'individu doit d'abord avoir intériorisé l'expérience d'avoir été vu[3]… »

---

1. *Ibid.*, p. 81
2. *Ibid.*, p. 81.
3. Winnicott D.W., *Jeu et réalité*, Gallimard, 1975, p. 153 à 158.

La mère fiable est celle qui, après avoir été défaillante, sait que son tout-petit a besoin d'un temps de régression pour la retrouver, aussi va-t-elle le câliner. Toute la différence entre « la perfection mécanique et l'amour humain » tient dans cette expérience de défaillances relatives de la mère suivies d'attitudes et de soins qui réparent. C'est ainsi que s'établit la communication et que s'installe un sentiment de sécurité. Une défaillance réparée procure un sentiment de bien-être.

L'adaptation progressive de la mère est nécessaire aux besoins changeants et croissants de l'enfant.

La diminution progressive de l'adaptation de la mère – avec des retours à une adaptation presque parfaite dans les moments difficiles – est ce qui permet à l'enfant d'évoluer de la dépendance à l'indépendance, de sortir de l'illusion de la toute-puissance, de croire à l'existence de la réalité extérieure et de l'accepter.

Si l'adaptation est défectueuse, le bébé entre en réaction, il est obligé de faire, de réagir – en réaction à un empiètement –, au lieu d'être et de se construire dans la spontanéité.

La mère qui n'est pas suffisamment bonne...

C'est celle avec laquelle le bébé ne parvient pas – même à regret –, malgré ses efforts, à s'adapter.

C'est « la mère en morceaux », celle qui présente de multiples visages au tout-petit qui ne peut percevoir d'unité et de continuité fiable chez elle, dans son visage ; c'est aussi la succession et la multiplicité des personnes qui s'occupent de lui.

Charline a deux ans et demi lorsque sa mère tombe en dépression. Cette dernière alterne des séjours réguliers chez elle et en hôpital psychiatrique, sur une durée de deux ans. En l'absence du père, parti avant la naissance de Charline, la famille de sa mère s'organise comme elle peut pour prendre en charge la petite fille. La tante de Charline, froide et autoritaire, s'occupe d'elle une première fois avant de la confier à ses grands-parents. Ceux-ci sont ravis de pouvoir s'occuper de leur petite-fille et aiment à la voir courir dans le jardin de leur maison. Malheureusement, ils sont âgés et se fatiguent vite... Charline est alors confiée à une autre de ses tantes, douce et gaie, qui l'emmène avec elle partout où elle va et lui parle sans cesse.

Ainsi, Charline a vécu à la fois une rupture de la continuité des soins maternels – alternance des séjours de sa mère à la maison et en hôpital psychiatrique – et discontinuité de par la succession des adultes qui se sont occupés d'elle – une tante distante et dure, des grands-parents bienveillants, une autre tante fusionnelle et volubile.

La mère qui n'est pas suffisamment bonne c'est celle qui idolâtre l'enfant, ce faisant elle s'enferme avec lui dans une bulle narcissique dont le tout-petit ne peut sortir pour développer son potentiel et partir à la conquête de son ÊTRE et du monde. C'est celle qui est incapable de se séparer de lui pour le laisser se développer et grandir ; elle empêche de ce fait la constitution d'un espace de transition, dont l'enfant a besoin, pour se détacher de sa mère et avoir accès à l'indépendance. Masud Khan[1] retrouve chez certains pervers qu'il a suivis cette particularité dans leur début de vie. N'ayant jamais eu d'espaces, d'objets de transition – type doudou –

---

1. Masud Khan, un célèbre analysant de Winnicott.

ni d'activités de jeu, plus tard, adultes, ils font jouer ce rôle à leurs partenaires sexuels.

La mère qui n'est pas suffisamment bonne, c'est aussi la mère psychotique, qui est capable de s'occuper de son nourrisson au début, mais qui échoue à capter les signes qu'il lui envoie lorsqu'il a besoin de se séparer d'elle au moment où il est prêt à aller vers l'autonomie.

La mère qui n'est pas suffisamment bonne est aussi celle qui :

- ne peut pas s'abandonner à la préoccupation maternelle primaire ;

- refuse tout sevrage ;

- laisse tomber, celle qui tourmente en passant sans cesse de l'adaptation à la non-adaptation ; l'enfant ne sait plus comment se situer, comment anticiper ses réactions ; il peut alors rester capté par son visage en quête d'un signe à interpréter.

C'est l'absence de quelqu'un dont l'attachement est simplement ordinaire.

C'est aussi celle qui met ses désirs à la place de ceux de son enfant. Elle fait pire que le châtrer car elle obstrue ses capacités potentielles et créatrices. Elle lui fait vivre l'empiétement qui le pousse au retrait. Le bébé devient soumis et incapable de spontanéité.

C'est la mère tentatrice, instable qui fait vivre son enfant dans le chaos.

En définitive, ce « suffisamment bonne » est une notion qui a à voir avec la capacité à faire le deuil du total, de la dépendance, de la fusion. Elle peut s'appliquer à de nombreux domaines, la mère, les parents, la famille, le psychanalyste, la conférence, le travail, la nourriture, etc.

Ce « suffisamment bonne » renvoie à la satisfaction, qui, dans son essence, est toujours partielle, jamais totale, jamais plénière. « Suffisamment bonne » renvoie aussi à la capacité d'un sujet à s'adapter, à créer, à transformer le monde, à l'embellir, à le rendre aimable, agréable autant qu'il se peut.

Ce « suffisamment bonne » renvoie au mirage de l'au-delà de l'objet, mirage source du désir mais aussi source de douleur. L'objet suffisamment bon est celui qui vient recouvrir le trou, l'abîme vertigineux, dangereux, impossible à combler, innommable entre le sujet et « la Chose », le permanent, l'inaltérable, le constant, l'inaccessible de la mère. L'objet « suffisamment bon » est celui que le mélancolique ne sait pas, ne peut pas créer/trouver.

Ce « suffisamment bon » renvoie à un certain regard sur la vie, regard qui fait que je vais demander à la vie ce qu'elle peut me donner et accepter que ce ne soit pas tout. Regard qui me conduit à accepter que ce soit imparfait, qu'il en est ainsi pour tous. Mais corrélativement, je peux transformer, recréer ce qui m'est donné pour en faire quelque chose de bon, de vivant, source de joie et de force.

Chapitre 4

Une de ses grandes découvertes : l'aire transitionnelle

La grande découverte de Winnicott est qu'on ne peut pas définir la nature humaine en se référant seulement à deux ordres de réalité :

- d'un côté, la réalité extérieure, lieu des relations inter-personnelles ;

- de l'autre, la réalité intérieure, ou monde psychique.

Entre l'espace de la réalité partagée par tous et l'espace de la réalité subjective, il est nécessaire de postuler l'existence d'un troisième espace, d'une aire intermédiaire, aire d'expérience pour l'enfant, espace de la culture pour l'adulte.

L'aire intermédiaire est le lieu où le rêve et la réalité s'imbriquent, se chevauchent et s'enrichissent mutuellement. L'enfant utilise les objets de la réalité qui l'entoure en les mettant au service de son imaginaire : une table recouverte d'un drap devient une maison, une casserole et deux cuillères de bois simulent à merveille un tambour avec ses baguettes.

C'est le lieu où s'effectue le passage du principe de plaisir au principe de réalité : observons un enfant fasciné par le bouquet de cerises d'un rouge éclatant, qui se balance au bout de la branche ; il est trop petit pour l'attraper – c'est une réalité. Comment l'enfant va-t-il s'y prendre pour l'atteindre ? En montant sur une chaise et en utilisant la canne de son grand-père pour attirer la branche à lui, il peut ainsi cueillir les fruits tentateurs. Il a trouvé sa solution.

Dans un autre ordre d'idées, une mère cherche à introduire les légumes verts dans la nourriture de son bébé – ce à quoi la plupart d'entre eux résistent car ils n'aiment pas le changement. Elle les mélange à petites doses avec un aliment que son petit aime et auquel il est habitué, elle fait varier progressivement le dosage et, en même temps, elle lui chante une chanson ; l'enfant incorpore, pour ainsi dire, dans le même mouvement la purée de haricots verts et la voix de sa mère. Ainsi découvre-t-il avec elle la variété des aliments et des saveurs.

Il n'est pas possible, pour l'enfant, de faire le voyage du subjectif à l'objectif hors de la présence et de l'action d'une mère suffisamment bonne ; celle-ci aide son enfant à aborder les changements inévitables de la vie – alimentation, rythmes, activités, lieux –, à passer de l'illusion de la toute-puissance au désillusionnement, à petites doses, de manière progressive.

Winnicott renoue avec une intuition primitive, la confiance dans la fiabilité et la continuité de l'environnement maternel initial conditionne l'installation de cet espace intermédiaire. Le fait que l'enfant soit capable de s'intéresser à d'autres objets que sa mère, qu'il soit capable de curiosité, de jeu et d'imagination, en est la traduction extérieure, identifiable ; il est le signe visible, repérable, de l'existence de cet espace d'expérimentation. Cet espace est essentiel pour la santé du bébé.

Winnicott pense que cette aire de conceptualisation a été négligée par les psychanalystes et que, de ce fait, il leur a manqué des outils pour penser. Il affirme que, si tout ce qu'il avance sur les phénomènes transitionnels est vrai, les philosophes, les artistes, les poètes en auront déjà parlé, ce qui est le cas.

Zone tampon entre l'imaginaire et le réel

L'aire transitionnelle est un espace alloué à l'enfant, qui se situe entre la créativité primaire et la perception objective, basée sur l'épreuve de réalité. Elle est primaire, car inhérente au fait de vivre. Elle commence à se mettre en place avec la conquête de la dépendance relative.

C'est une zone intermédiaire entre la mère et le bébé, où celui-ci expérimente le fait qu'il n'y a pas seulement deux ordres de réalité, celle du dehors où l'objet peut disparaître et celle du dedans où tous les fantasmes sont possibles et réalisables.

Dans le rapport à l'autre, c'est une zone d'apprivoisement. Ainsi, Winnicott, lors de son premier contact avec la petite Piggle, âgée de deux ans et cinq mois, crée entre elle et lui un espace de confiance ; il s'assied par terre. Il écrit dans son récit :

« J'étais déjà devenu grand ami de l'ours en peluche... Je dis à Piggle "amène ton ours ici, je veux lui montrer les jouets". Elle est venue immédiatement en amenant son ours[1]*... »*

---

1. Winnicott D.W., *La Petite Piggle*, Payot, 1980, p. 27.

Au départ, l'interlocuteur c'est l'ours ; c'est à celui-ci, inter-médiaire entre deux réalités, que Winnicott s'adresse. Piggle passe alors du faire-UN-avec, qui suppose la fusion, à ÊTRE AVEC qui repose sur la communication. L'enfant passe de la continuité – qui caractérise la dépendance absolue – à la contiguïté – qui caractérise la dépendance relative. L'ours fait relais et tiers, il fait lien et coupure entre Winnicott et l'enfant ; il y a donc échange et non fusion entre l'adulte et l'enfant.

L'importance du jeu

Notons que Winnicott se situe d'emblée dans sa propre aire de jeu, sa propre aire transitionnelle, pour accompagner l'enfant dans son trajet vers la réalité. C'est la meilleure position à adopter, pense-t-il, pour un thérapeute.

Winnicott en donne de nombreux exemples dans *La consul-tation thérapeutique et l'enfant*. L'objectif de l'échange est d'atteindre le « moment critique », le « moment sacré »[1] où se manifeste, se révèle la nature exacte de la situation venue entraver le développement de la personne, enfant ou adulte.

C'est le royaume du paradoxe : on peut être petit et grand en même temps – Winnicott a 67 ans et il est un enfant avec

---

1. Winnicott, *La consultation thérapeutique et l'enfant*, Gallimard, 1971. Dans la préface M. Khan explique que ce que Winnicott appelle « le *moment sacré* est le moment de la consultation où l'enfant et le théra-peute prennent tous deux soudainement conscience de la nature exacte de la situation émotionnelle ou psychique avec laquelle l'enfant est aux prises, situation qui entrave le développement et l'épanouissement de sa personnalité ».

la petite Piggle – ; on peut être ici et ailleurs tout à la fois. Tout adulte immergé dans une activité, à laquelle il se consacre entièrement, chanter, faire un cours, être sur scène, peut ne perdre à aucun moment le sens du temps qui s'écoule, et de la réalité externe qui l'attend.

C'est aussi avec le paradoxe que joue Paul, ce patient qui arrive en se frottant les mains et en disant : « Chic, j'ai du diabète ! » Le sentiment de contrariété qui serait adapté à la situation est transformé, il est remplacé par une manifestation de plaisir « paradoxale », qui, bien sûr, vise à surprendre l'auditeur.

L'illusion : le pouvoir de transformer

L'illusion c'est la croyance initiale de l'enfant d'avoir créé ce qu'en fait il a trouvé. Nous dirons que, bien que l'objet ait été mis à la disposition du tout-petit par un entourage attentif, de son point de vue de bébé, c'est lui qui l'a créé et l'a fait apparaître par magie.

Le premier objet est un « objet créé/trouvé ».

Le développement de l'enfant n'est pas, pour Winnicott, lié à un processus de désillusions cumulatives, ni à une capacité croissante de deuil.

C'est une capacité également croissante, de supporter tout au long de la vie un processus fait d'illusion, de désillusion et de rétablissement de l'illusion.

La pièce d'Éric-Emmanuel Schmitt *Oscar et la dame rose* illustre merveilleusement bien la disparition de la capacité à s'illusionner chez un enfant malade, et le rétablissement possible d'une illusion bénéfique grâce à l'intervention d'un tiers bienveillant.

> Oscar est un enfant leucémique. La dame rose, une visiteuse, joue pour Oscar un rôle de mère suffisamment bonne. Elle crée avec lui une aire d'illusion partagée grâce à laquelle l'enfant va pouvoir affronter progressivement sa colère et la vérité de sa mort qu'il pressent mais n'est pas annoncée. Ensemble, ils font un voyage de douze jours cocasses et poétiques à travers le temps ; l'enfant les raconte dans les lettres qu'il adresse à Dieu, le troisième personnage de la pièce. À la faveur de la création d'un univers de jeu et d'illusion partagée, sur un très fort lien d'amour, Oscar retrouve à l'intérieur de lui la capacité d'aimer ses parents, d'affronter sa colère, de dire son désir amoureux à Peggy, l'enfant bleue de la chambre voisine, mais aussi de parler de sa mort sans doute prochaine aux adultes qui n'osent pas le faire, de dérider le médecin qui n'a pas réussi à le sauver.

L'intervention ludique et aimante de Mamie Rose permet à Oscar de renouer au fond de lui avec la mère interne qu'il a perdue – car il est en colère. Il peut alors retrouver son espace transitionnel, son aire de jeu, à l'intérieur de laquelle il réinvente le monde, le recrée, le transforme pour le rendre acceptable.

Ainsi, jusqu'au bout la vie vaut la peine d'être vécue. L'individu qui a un rapport créatif avec le monde profite de ce que ce dernier peut lui offrir.

L'aire transitionnelle a une extension variable ; elle peut disparaître en cas de déprivation, de traumatisme ou de maladie grave, comme en témoigne l'histoire d'Oscar, mais elle peut se régénérer grâce à un nouveau lien d'amour et de confiance. C'est ce à quoi vise tout thérapeute.

Résumons-nous : l'aire transitionnelle est la zone dans laquelle l'enfant passe de l'illusion vécue, source d'omnipotence, au jeu avec l'illusion, qui maintient le sentiment de toute-puissance, tout en tenant compte de la réalité et même en l'utilisant. C'est ce que fait le petit garçon qui brandit son épée en carton, en criant « Je suis Zorro ! », ce que personne ne conteste.

L'entourage respecte ce jeu avec l'illusion car c'est le moyen pour le petit d'intégrer la réalité à petites doses, de vivre une expérience d'illusion bénéfique, puis de « faire avec » une désillusion progressive et de composer avec la chute de sa toute-puissance.

Ainsi, pour l'enfant, enfiler son costume et brandir son épée de justicier lui permet de jouer à l'être le temps du jeu, d'y gagner plaisir et confiance, pour ensuite regagner la réalité et en accepter les limites, ce que ne sait pas faire Sylvain, le petit garçon dont il est question à la fin de ce chapitre.

L'acceptation de la réalité est une tâche difficile et toujours inachevée. Généralement, les parents reconnaissent, intuitivement, la tension inhérente à la perception objective. Dans l'exemple ci-dessus, la perception objective, la réalité partagée par tous, est que le petit garçon est Pierre et s'appelle Pierre. La mère suffisamment bonne ne lui dira pas : « Tu n'es pas Zorro ! » Introduisant la réalité du temps et de l'espace, elle dira plutôt : « Viens prendre ton bain, mon petit Zorro ! Retire ton costume, tu le retrouveras demain. »

La question de l'illusion est inhérente à la condition humaine. Sans l'aptitude à utiliser l'illusion, aucun contact ne serait possible entre le psychisme et l'environnement.

L'aire intermédiaire n'est pas une illusion, mais elle est dominée par le rêve et le jeu avec l'illusion, et le jeu est la chose la plus sérieuse du monde. C'est la retombée de la fable de La Fontaine, *Le savetier et le financier* : « *Rendez-moi (...) mes chansons et mon somme et reprenez vos cent écus* », s'exclame le savetier. Ses chansons sont la chose la plus sérieuse, la plus importante du monde, elles lui permettent d'accepter la dure réalité.

> À l'instar du savetier de la fable, c'est ce que fait Valentine, cette jeune adulte qui, pour évacuer la tension de sa journée de travail, joue de l'accordéon en rentrant chez elle, ou compose des chansons en s'accompagnant de sa guitare.

C'est aussi ce que fait l'enfant qui, en dessinant, donne un contour, une couleur à ses fantasmes et, ce faisant, s'apaise. L'aire transitionnelle est la zone de l'informe dans laquelle l'objet va prendre forme. L'enfant trouve un morceau de tissu avec lequel il crée un habit : l'informe, c'est le matériau brut avant le découpage et la mise en forme du patron. Cela s'applique au domaine psychique ; la zone de l'informe est l'endroit où se trouve celui qui a des fantasmes, conscients ou non, avant qu'il ne parvienne à les faire exister dans un rêve... aussi fou soit-il.

Le squiggle

Winnicott, pour qui la communication est essentielle – ce qui comporte aussi l'acceptation du refus de communiquer –, invente une technique particulière, le *squiggle*, pour entrer en contact, de manière ludique, avec l'enfant qu'il reçoit en consultation. Ce jeu consiste à tracer une espèce de dessin, fait de traits spontanés et libres. Winnicott invite ensuite l'enfant à en faire quelque chose : c'est alors au tour de l'enfant de griffonner, ou de modifier le *squiggle* de Winnicott ; ainsi s'installe un échange.

Une histoire à deux voix se construit qui permet à Winnicott de poursuivre plus avant ses investigations, d'approcher les fantasmes et les conflits de l'enfant afin de libérer ce dernier.

> Winnicott vient de terminer un *long entretien* avec les parents du petit garçon de 7 ans qu'il s'apprête à recevoir. Il le fait entrer et, dit-il, « rapidement (celui-ci) se mit à jouer au *squiggle* avec moi[1] ».
>
> D'entrée de jeu, Winnicott va au-devant de la communication et pose le cadre. Il ne parle pas de *faire* un *squiggle*, mais de *jouer* au *squiggle*.

Lors d'une consultation avec un autre enfant, il fait un tracé et dit « c'est un monsieur », l'enfant ajoute des yeux, un chapeau, un balai, « c'est un sorcier qui poursuit Harry Potter »… Ainsi, de *squiggle* en *squiggle*, d'hypothèse en hypothèse, les deux partenaires s'approchent de ce « moment sacré », où l'enfant révèle sa peur du père et le moment, les circonstances où s'est produit un arrêt de son développement affectif. Le nœud peut alors se défaire.

Winnicott s'est toujours refusé à codifier sa technique très créative – qui suppose qu'il soit lui-même dans son aire transitionnelle. Ainsi, pour Winnicott il est indispensable

---

1. *Jeu et réalité, op. cit.*, p. 52.

qu'un thérapeute soit capable de jouer. S'il ne l'est pas, c'est qu'il n'est pas fait pour ce métier. En effet le jeu[1] suppose engager sa personne en entier.

Que veut dire jouer ?

Jouer signifie, dans ce cadre, que le thérapeute et l'enfant se situent l'un et l'autre dans leur aire transitionnelle, aire intermédiaire entre rêve et réalité, aire de liberté, dominée par l'illusion et le jeu avec l'illusion.

Le thérapeute est partenaire du jeu ; il joue avec le patient. Il engage sa motricité, sa spontanéité. Il ne s'adresse pas à l'intellect de l'enfant. Tous deux dessinent chacun à leur tour. La parole ne viendra que dans un second temps. Le jeu doit d'abord avoir été joué avec plaisir.

Le jeu du *squiggle* est une invention de Winnicott. C'est une technique de communication qui présente une parenté avec toutes les autres techniques de communication et les prolonge. Ce n'est pas une fin, mais un moyen. La corde a une signification symbolique universelle. Elle relie, sert à attacher ensemble, à empaqueter.

La symbolique du *squiggle*, qui fait participer le thérapeute et l'enfant, n'est pas sans rappeler celle du mouvement pendulaire, cet aller-retour si précieux dans les échanges avec l'autre.

Créer et marcher vers l'autonomie

L'aire intermédiaire est le lieu où la séparation avec l'objet est évitée car elle se trouve remplie par le jeu créatif, l'utilisation des symboles et par tout ce qui finira par constituer la vie culturelle. Paradoxalement, en même temps, cette aire

---

1. Le jeu auquel il est fait référence, ce n'est pas *game* le jeu avec des règles, ce n'est pas le jeu figé, ou stéréotypé, c'est *playing* l'action de jouer.

intermédiaire rend possible la séparation entre le moi et le non-moi.

L'enfant y expérimente la capacité d'être seul puisqu'il peut remplir l'espace-temps de manière ludique et créative, et en même temps élaborer sa capacité à vivre avec les autres.

« Le fait d'être seul est quelque chose (même si c'est paradoxal) qui implique toujours que quelqu'un d'autre est présent[1]. » Être seul c'est être seul « avec » quelqu'un, c'est-à-dire avec un objet interne. Winnicott considère que « je suis seul » est une amplification de « Je suis » qui dépend de la conscience qu'a le petit enfant de l'existence ininterrompue d'une mère à laquelle on peut se fier. On peut alors parler de capacité d'être seul et même de plaisir d'être seul.

« Elle était l'illustration vivante de la "capacité à être seule en présence de quelqu'un", "assise par terre, jouant", marmonnant et de toute évidence consciente de moi[2] », écrit Winnicott, à propos de sa petite patiente Piggle, âgée de 3 ans à ce moment-là ; elle est alors bien installée dans son aire transitionnelle, en relation avec un objet interne, une présence intérieure rassurante, et la conscience de la réalité externe de la présence de Winnicott.

L'aire transitionnelle est une aire de repos à l'intérieur de laquelle l'enfant n'a pas besoin de se préoccuper de maintenir séparées et néanmoins en relation les deux réalités, la subjective et l'objective. Il peut relâcher sa tension et relâcher ses efforts.

---

1. *De la pédiatrie à la psychanalyse, op. cit.*, p. 331.
2. Winnicott, *La Petite « Piggle », Traitement psychanalytique d'une petite fille*, Payot, 2000, p. 148.

L'espace potentiel

L'aire transitionnelle est un espace potentiel dans la mesure où elle dépend de la relation mère/enfant. C'est par identification à la mère, à ses techniques de soin, à ses capacités relationnelles et aimantes, à son aptitude à vivre, à se sentir réelle, à son goût de la découverte, à sa capacité à se projeter dans l'avenir tout en s'aménageant avec les plaisirs et les difficultés du présent, que cet espace se constitue.

C'est l'espace où tout ce qui est en attente, virtuel, va se révéler. C'est le lieu précieux où tout ce qui est en devenir va pouvoir éclore grâce à l'existence d'un cadre protecteur et d'un entourage suffisamment bon. Les capacités intellectuelles, physiques, relationnelles, affectives, artistiques du petit enfant vont pouvoir se développer dans cet espace grâce à la diminution progressive et attentive de l'adaptation de l'environnement. L'enfant utilise alors l'incomplet, le manque, il invente et découvre comment transformer un entourage défaillant en un entourage suffisamment bon – l'amour intervient là –, ce faisant, il s'enrichit et développe ses capacités intellectuelles et sa créativité.

Plus qu'un lieu, un processus...

Ce troisième espace, ni interne ni externe, dans lequel rêve et réalité s'imbriquent et s'enrichissent mutuellement n'est pas seulement un lieu, c'est aussi un processus. Celui-ci se met en route à partir du moment où le tout-petit prend son élan vers la vie et vers le dehors.

Comme le chante le poète Théophile Gautier :

« Tout près du lac filtre une source,
Entre deux pierres, dans un coin,

Allègrement l'eau prend sa course,
Comme pour s'en aller bien loin
Elle murmure : Oh ! Quelle joie !
Sous la terre il faisait si noir !
Maintenant ma rive verdoie
Le ciel se mire à mon miroir[1]. »

Ce poème illustre bien l'ardeur de vivre de l'enfant winnicottien.

L'aire transitionnelle est l'endroit où se déroule le voyage vers l'autonomie qui passe par un nécessaire sevrage.

L'importance de la créativité

La créativité est au cœur de la théorie de Winnicott. Selon lui, en plus d'être inhérente au fait de vivre, elle est universelle.

Elle est présente en chacun de nous, bébé, enfant, adolescent, adulte ou vieillard, qui pose un regard sain sur tout ce qu'il voit ou qui fait volontairement quelque chose – la notion de santé est très présente dans la théorie de Winnicott.

Le potentiel créateur prend naissance dans le besoin. Le nourrisson crée et recrée sans cesse le sein de sa mère à partir de son besoin, c'est-à-dire de sa capacité d'aimer. Au début de la vie la faim d'amour et la faim de nourriture « se recouvrent ».

---

1. Gautier T., « La source », *Émaux et Camées*, Recueil de poèmes, Gallimard, 1981.

C'est l'élan créateur qui nous pousse à vouloir aller vers l'extérieur, à découvrir des choses nouvelles et à composer avec la réalité extérieure en la transformant pour la rendre acceptable.

La créativité est la coloration de toute une attitude face à la réalité. C'est une manière de vivre, d'aller au-devant des expériences des rencontres, de faire des essais et des erreurs. Elle est essentielle dans l'art de vivre dont elle est une des composantes !

La créativité n'existe pas seulement en celui qui fait une œuvre d'art. On ne peut pas l'enfermer dans les limites d'une création artistique réussie ou reconnue. L'enfant qui apprend à faire du vélo, qui tombe et remonte sur celui-ci utilise son élan de vie créatif, soutenu – *holding* – par la parole et le regard de son père. Adulte ou enfant, l'entourage valide l'élan créateur de la personne qui le soutient et l'encadre.

Le bébé sait déjà marcher, mais il a cependant besoin du doigt du parent pour oser se lancer dans l'espace.

Chez tous et tout au long de la vie...

L'aire transitionnelle est le lieu des échanges amicaux car c'est là que se trouve la personne qui aime son ami avec, et en dépit de, tous ses défauts, c'est-à-dire qui intègre une désillusion relative. L'amitié suppose la capacité à accepter l'autre tel qu'il est, sa réalité, tout en préservant intacte une frange d'illusion.

> Max n'a pas de relations amicales. Petit garçon, capté par l'amour dévorant exclusif de sa mère, il n'a pas réussi à se décoller d'elle pour aller vers le « dehors ». Son aire

> transitionnelle, espace de création et de liberté, est restée extrêmement réduite. À la maternelle, il ne pouvait pas aller vers les autres enfants, et quand ceux-ci venaient à lui, complètement perdu, ne sachant comment se comporter, il se mettait à pleurer.

Ce que l'on n'apprend pas petit se rejoue à l'adolescence, puis plus tard, dans des comportements névrotiques de répétition ; aussi Max reste-t-il un adulte solitaire.

L'aire transitionnelle est l'endroit où nous nous trouvons lorsque nous prenons du plaisir à ce que nous faisons, travailler, jouer, construire, jardiner, aller au musée, écouter un concert, etc.

L'aire transitionnelle est le lieu de la culture pour l'adulte ; c'est aussi le lieu où se trouve celui qui prie, l'artiste qui peint, ou celui qui écrit, le chercheur qui invente.

La constitution de cet espace est fondamentale pour la santé de quiconque, adulte ou enfant.

Si cette aire est trop réduite, l'enfant – c'est aussi valable pour l'adulte – établit difficilement d'authentiques liens avec la réalité extérieure et le monde des objets. Il est agité, il s'ennuie, il ne parvient pas à jouer, ou alors il joue compulsivement sans plaisir. Il ne sait pas être seul ni avec les autres. Il ne sait pas se montrer créateur et inventif. Il ne parvient pas à se reposer. C'est le cas des enfants ou des adultes trop sérieux qui ne savent pas jouer.

> Sylvain, un jeune garçon âgé de huit ans, est régulièrement complimenté par son entourage. Son instituteur dit de lui qu'il est « très bon élève, intelligent et réfléchi », et ses parents le trouvent obéissant et sage – ce qui n'est

pas obligatoirement un signe de bonne santé. Sylvain n'est pas très lié avec les enfants de son âge et préfère parler avec des adultes, dont il dit qu'ils « sont plus intéressants ». En fait Sylvain n'a pas su ou pas pu se créer des activités transitionnelles.

Sa nourrice, qui s'inquiète de son sérieux, l'encourage à jouer lorsqu'elle vient le garder le mercredi. Aux activités qu'elle lui propose, il finit toujours par répondre : « On se comporte vraiment comme des enfants ! »… Ce que précisément il ne sait pas faire, alors qu'il en est un !

Sylvain n'a sûrement pas fait le deuil de sa toute-puissance de nourrisson ! Il a échoué à se constituer une aire transitionnelle.

Chapitre 5

L'objet transitionnel : le doudou

L'objet transitionnel, que l'on appelle couramment doudou, est bien connu. C'est l'objet que le petit enfant emporte partout avec lui, un lapin, un mouchoir, dont il ne veut se séparer à aucun prix, et dont il a impérativement besoin, le soir, au moment d'aller se coucher et de s'endormir.

Winnicott, particulièrement sensible aux relations précoces du bébé avec son environnement, est le premier à s'être intéressé à l'attachement précoce du nourrisson à cet objet élu.

Il en fait la théorie, en 1951, dans un premier article « Objets transitionnels et phénomènes transitionnels », et reprend ce thème vingt ans plus tard, dans *Jeu et réalité*[1], pour tenter de préciser cette notion d'objet transitionnel, afin d'éviter sa chosification[2] et sa prise de possession par les adultes. De plus, il a le sentiment de ne pas avoir été bien entendu et que les psychanalystes ne considèrent que deux réalités, subjective et objective ; ils ne prennent pas en

---

1. *Jeu et réalité*, *op. cit.*, 1975.
2. Chosification : la chosification c'est le fait d'ôter à un objet sa valeur de signe, sa valeur de symbole pour le considérer comme une chose matérielle uniquement, ce qui enlèverait à l'objet (le doudou) son importance en tant qu'objet de transition.

compte, pense-t-il, une troisième réalité, la réalité mixte faite de subjectif et d'objectif où l'objet est à la fois réel et imaginaire.

Qu'est-ce qu'un objet ?

C'est un « mot-valise », un fourre-tout dont le sens varie suivant le domaine dans lequel il est employé. Il est donc nécessaire d'en préciser le sens avant de l'utiliser.

Cette démarche est tout à fait winnicottienne ; en effet, Winnicott explique qu'il faut que le nourrisson soit d'abord entré en relation avec un objet afin de pouvoir l'utiliser ; ce sont deux opérations distinctes. Nous faisons de même dans tous les domaines et en particulier avec le langage... Certains bébés d'ailleurs stockent les mots avant de s'en servir ; ce sont ces petits êtres surprenants qui, longtemps silencieux, se mettent à parler soudain et nous étonnent par leur maîtrise.

Dans le champ de la psychanalyse, notons les deux aspects de l'objet :

Le premier envisage comme objet « *la personne extérieure de l'autre aimé ou haï, ou l'un de ses attributs* » – le sein, la main, le collier porté par la mère et qui, du point de vue du bébé, fait partie d'elle – ; le second aspect, « *typiquement analytique, considère l'objet comme une représentation interne inconsciente*[1] ».

Quant à Winnicott, l'objet – pour lui – est d'abord un objet réel, c'est-à-dire externe, proche du biologique, avant d'être un objet imaginaire ou représenté. Dans sa théorisation, il

---

1. Nasio J.-D., *Enseignement de 7 concepts cruciaux de la psychanalyse*, Rivages, 1988, p. 157.

introduit deux concepts nouveaux, celui d'objet subjectif et celui plus connu, d'objet transitionnel. Ceux-ci suivent une logique de succession des objets chez l'enfant, en fonction de son développement.

La succession des objets chez le bébé

La première période de la vie, la vie fœtale, est une période sans objet.

Le pouce que certains fœtus mettent dans leur bouche n'est pas un objet mais une partie du corps qui s'est trouvée là par hasard lors du surgissement d'un mouvement spontané.

Avant la naissance, écrit Winnicott, il y a un vécu de « couche intermédiaire » entre le bébé et sa mère ; cette couche intermédiaire constituée du placenta, de l'endomètre et du liquide amniotique n'appartient ni à la mère ni au fœtus, mais au deux ; en même temps elle les isole l'un de l'autre. Pour Winnicott ces vécus précoces ne s'oublient pas ; ainsi la couche intermédiaire préfigurerait-elle l'objet transitionnel ultérieur.

L'objet subjectif

« L'objet subjectif, c'est l'objet qui n'a pas encore été répudié en tant que phénomène non-moi[1]. »

Le sein de la mère ou le biberon, comme son propre pouce, sont pour le nourrisson des extensions de son corps qu'il produit sous l'effet de son besoin. Ils ont le même statut de prolongement de lui-même. Ce sont des objets-moi.

---

1. Winnicott, *Processus de maturation chez l'enfant*, Payot, 1970, p. 152.

C'est lui qui – de son point de vue – les crée, les fait exister, d'où cette appellation d'objets subjectifs.

C'est à cet endroit qu'un peu plus tard viendra se loger l'objet transitionnel. Il est bien réel, mais il est aussi imaginaire.

Un patient adulte peut, dans un moment de régression, retrouver ce vécu d'objet subjectif, dans la relation à son analyste, à l'intérieur de la cure.

> Mimi, une jeune femme boulimique d'une trentaine d'années, a créé le mot « mamaïtisation » pour illustrer la sensation qu'elle éprouve de ne pas être séparée du corps maternel, pas sevrée. Tout adulte qu'elle est, elle n'a pas répudié sa mère comme objet non-moi. Celle-ci est restée un objet subjectif, une partie d'elle-même, ce qui lui fait dire : « Je suis le sein, le sein c'est moi... l'estomac, il est vivant... C'est une sécurité... Dans l'attente de la mère, on porte la mère, c'est pour tromper la solitude que je me jette sur la bouffe. »

Se jeter sur la nourriture est un phénomène de compensation assez fréquent. Ce processus revêt chez Mimi une intensité particulière... Elle cherche à se libérer de cette fusion avec la mère, de cet amour cannibalique relié à son oralité féroce de nourrisson. Un jour, elle arrive à sa séance de psychothérapie après avoir eu une impulsion automutilatrice : n'ayant pu se détacher de sa fascination pour le corps maternel, à l'aide de la pensée et des mots, elle s'est tailladé le ventre et les seins – heureusement superficiellement.

Ainsi, pour Mimi qui n'a pas fait le deuil de la fusion avec sa mère et le corps de celle-ci, la nourriture est vécue comme un objet subjectif, un prolongement de l'objet-moi.

Ce vécu d'objet subjectif peut se retrouver chez chacun d'entre nous, par exemple dans l'acte amoureux lorsque l'on ne sait plus très bien où se terminent les frontières de notre corps et où commencent celles de l'autre.

L'objet transitionnel

À l'étape qui suit celle de l'objet subjectif, l'objet est mixte.

Vers le quatrième mois de la vie du nourrisson, une défusion sujet-objet commence à s'opérer. Il se produit un dédoublement au niveau de l'objet, correspondant aux deux fonctions de la mère, aux deux aspects des soins infantiles :

- À la mère excitante qui nourrit – il n'y a qu'à regarder le bébé qui s'agite, se trémousse, qui est traversé de spasmes à l'approche du biberon – va correspondre l'objet de la pulsion [le futur "objet petit a" de Lacan].

- À la mère-environnement qui apaise et rassure va correspondre l'objet transitionnel.

Chaque enfant crée son modèle personnel d'objet transitionnel, de doudou, en voici le schéma :

La séquence commence avec les activités main-bouche, elle évolue vers la manipulation des objets non-moi. Un bébé suce son pouce, avec son index il se caresse en même temps la lèvre supérieure ou la joue.

Une autre activité vient alors accompagner et compliquer l'activité auto-érotique centrée sur le plaisir de la succion, par exemple, de l'autre main, le bébé porte à sa bouche le coin d'une couche, ou bien il tire des bouts de laine de sa couverture. Son choix est fonction de ce qu'il trouve à portée de sa main.

Cette seconde activité est un peu plus éloignée de l'excitation pulsionnelle que la succion du pouce ; elle est plus proche d'une activité tendre ; ou bien l'activité buccale s'accompagne de sons, de bruitages, de gazouillis « mm… mm… mm… ».

Ainsi pouvons-nous considérer que l'objet transitionnel représente à la fois la mère et l'enfant. Il est, en effet, à la fois un objet interne c'est-à-dire appartenant à la réalité psychique du nourrisson, et un objet externe, c'est-à-dire appartenant à la réalité partagée par tout le monde.

En effet, la mère dépose dans le berceau de l'enfant divers objets doux, un nounours, une couche, un édredon, etc. Le bébé se saisit de l'un d'entre eux, l'investit, l'adopte comme sien. Le trait essentiel dans le concept d'objet transitionnel est le paradoxe et l'acceptation du paradoxe par l'entou-rage : Le bébé crée l'objet, mais l'objet était là, attendant d'être créé et de devenir un objet investi. C'est ainsi que la voix de la mère peut avoir le statut d'objet transitionnel pour l'enfant.

Winnicott situe l'apparition de l'objet transitionnel entre le quatrième et le douzième mois de la vie. Il se dégage sur fond d'activités transitionnelles et précède l'établissement de l'épreuve de réalité.

Notons que l'objet n'est pas transitionnel en lui-même, il est support et signe ; c'est l'utilisation de cet objet qui appartient aux phénomènes transitionnels[1]. L'important est que le phénomène existe car il est la preuve d'un commencement de relation avec le monde.

---

1. C'est pour éviter cette confusion entre l'objet et son usage que Winnicott a écrit un second livre traitant de l'objet transitionnel, *Jeu et réalité*.

Objet, phénomène, activités : quelles différences ?

On pourrait d'abord avancer qu'il n'y a pas de différence entre objet transitionnel et phénomènes ou activités[1] transitionnels ; c'est vrai au niveau de la fonction, mais ce n'est pas vrai au niveau de la nature et du destin de l'objet. La différence ne réside pas au niveau du signe. Elle réside au niveau du support.

Parler des phénomènes, c'est mettre l'accent sur l'action, ce qui se traduit par l'utilisation d'un verbe, jouer, chanter, prier, faire de la recherche, gazouiller.

Parler de l'objet, c'est mettre l'accent sur « le support », sur ce au moyen de quoi s'exerce l'action... Le petit morceau de laine que le bébé arrache à sa couverture, le nounours, etc.

Les phénomènes transitionnels sont plus variés, plus diffus que l'objet. Ils sont plus mobiles aussi que l'objet transitionnel qui se caractérise, lui, par sa fixité. Ils se répandent dans le domaine culturel tout entier ; à l'école, par exemple, où les enfants dessinent, peignent, fabriquent des objets en pâte à modeler. Ils s'éloignent progressivement de la sexualité autoérotique initiale. Passionnés d'abord par les bruits du corps, ils prennent plaisir à imiter ceux-ci, se livrent à des bruitages et au plaisir des gros mots, puis accèdent à la musique et découvrent le plaisir d'écouter les sons et de jouer avec.

---

1. Une activité transitionnelle est une activité spontanée et ludique qui émane de l'individu et n'obéit pas aux impératifs d'une demande.

Concernant ce que l'on désigne classiquement par objet transitionnel, la texture et l'odeur ont une importance particulière, ce qui n'est pas le cas pour les phénomènes transitionnels.

Les phénomènes transitionnels persistent toute la vie, l'objet transitionnel normalement est caduc (voir Destin de l'objet transitionnel, page 80).

L'objet transitionnel a une double filiation : l'expérience d'illusion et celle du corps.

Statut de l'objet transitionnel

L'objet transitionnel représente le premier usage du symbole par l'enfant et la première expérience de jeu. Ce qui est important c'est qu'il ne soit pas un fantasme mais qu'il ait une existence effective : un nounours, une poupée, une phrase magique ou une chanson que le tout-petit fredonne avant de s'endormir.

L'un de ces objets peut se détacher et prendre une importance particulière ; il s'agit souvent d'un objet doux et moelleux évoquant la présence de la mère des moments calmes.

Ce dernier doit avoir une certaine consistance, être capable de mouvement, témoigner d'une vitalité et d'une réalité propre. Ce ne sont pas ses formes qui sont importantes mais sa texture et son odeur, qui acquièrent une signification vitale pour le tout-petit.

Bien que le pouce soit une partie du corps propre – et non une possession non-moi –, si l'enfant y recourt lors de l'endormissement ou suite à un gros chagrin, c'est parce qu'il lui fait jouer le rôle apaisant et sécurisant qui est celui de l'objet transitionnel.

Au lieu d'objet, on peut trouver des techniques transitionnelles moins aisément repérables, mais ayant la même fonction, telles que le murmure, par exemple, les babillages du nourrisson, une chanson, un rai de lumière causé par une certaine position du rideau de la chambre ; parfois c'est la mère elle-même qui remplit cette fonction.

Françoise Dolto pense que ce sont les mots de la mère qui ont à faire office d'objets transitionnels.

Bientôt, l'objet transitionnel est doté d'un nom fabriqué par l'enfant à partir de bribes d'un mot entendu, par exemple « ma ». Le mot « doudou » est une dénomination largement introduite par l'adulte et adoptée par l'enfant car elle évoque bien la câlinerie affectueuse.

Si pour nous l'objet transitionnel a une réalité indépendante du corps de l'enfant, pour lui, il est une partie quasiment inséparable de lui, d'où la détresse en cas de perte ou de mutilation par un tiers. Certains enfants chez qui la violence pulsionnelle est particulièrement intense peuvent mettre leur doudou à l'abri, et ne pas l'emporter en vacances de peur qu'il ne lui arrive du mal.

L'enfant qui perd son objet transitionnel perd aussi la bouche et le sein, sa main et la peau de sa mère, la créativité et la perception objective car cet objet est l'un des éléments grâce auxquels un contact s'établit entre la psyché de l'individu et la réalité externe.

Quel ne serait pas le désespoir de Karim s'il perdait la voix de sa mère qu'il a intériorisée comme objet transitionnel à

la jonction de l'interne et de l'externe (voir l'exemple chapitre 2, page 11).

L'objet transitionnel symbolise l'union de la mère et du
bébé en ce point, dans le temps et dans l'espace, où s'inau-
gure leur état de séparation.

Les fonctions de l'objet transitionnel

La première fonction de l'objet transitionnel est de rem-
placer la mère des moments calmes ; les qualités de la mère se
concrétisent en lui. Non seulement il la remplace mais il est
appelé à devenir plus important qu'elle, toutefois, il ne peut
exister que si l'environnement maternel est suffisamment
bon. C'est la découverte que fit Winnicott à l'occasion de ses
consultations d'enfants déprivés au moment de la Seconde
Guerre mondiale. Séparés de leur mère au moment crucial de
la dépendance relative, ils ne pouvaient plus jouer ; ils ne
pouvaient plus s'illusionner sur leur capacité à créer et à
transformer le monde. Ils n'avaient plus d'objet transitionnel
et ils souffraient de symptômes variés : énurésie, insomnie,
vols, conduites antisociales, etc.

Le premier rôle de l'objet transitionnel est l'apaisement, la
défense contre l'angoisse.

À la différence de l'objet de la pulsion, l'objet transitionnel
est un objet toujours satisfaisant, avec lequel l'enfant se tran-
quillise et se rassure ; avec lui, il acquiert la capacité d'être
seul. Il est utile au moment de passer de l'état de veille
au sommeil – on en trouve la survivance chez les adultes
qui ont besoin d'un ersatz de doudou pour pouvoir dormir,
un oreiller particulier, par exemple, et qui l'emportent en
voyage. Il est nécessaire dans les moments de solitude ou de

séparation et, plus généralement, lorsque surgit une menace de désintégration, lorsque le sentiment d'unité du moi est en danger comme lors de l'endormissement ou d'une intervention chirurgicale.

Autrement dit, l'enfant éprouve le besoin de gazouiller, de jouer, chanter, ou de prendre son doudou, lorsqu'il y a une menace de dépression ou de désintégration. C'est un refuge.

> France, à la mort de sa mère, se plonge dans la musique et passe beaucoup de temps à jouer du piano, ce qui scandalise une partie de son entourage ; elle a besoin de renouer avec ses racines et son aire transitionnelle en utilisant cette ressource.

Par extension, certaines femmes peuvent au moment de l'accouchement traverser un moment de vive angoisse et de régression qui les pousse à retourner à leur doudou « oublié » depuis longtemps.

La deuxième fonction de l'objet transitionnel, associée à la précédente, est de survivre à l'agressivité de l'enfant (voir l'exemple de Mathis, page 79).

Sa troisième fonction est de permettre l'exercice d'un contrôle réel. L'enfant le manipule à son gré. Son utilisation lui donne la possibilité de faire la transition entre le contrôle omnipotent par la pensée du sein imaginaire, et l'absence de contrôle de l'objet réel qu'est la mère.

Les deux fonctions – survivre à l'agressivité et permettre l'exercice d'un contrôle réel par la vue, l'odorat, le toucher et la manipulation – sont très importantes car elles permettent de différencier la réalité du dedans de celle du dehors,

de distinguer le moi du non-moi, grâce à quoi s'installe
chez le tout-petit la compréhension que les objets existaient
avant lui, mais le sentiment demeure de sa capacité à créer
le monde.

La quatrième fonction touche au développement de l'intelligence. Grâce à son activité mentale, et à sa créativité, le
bébé transforme un environnement suffisamment bon en
environnement parfait.

> Une maman avertie, en parlant avec une amie thérapeute,
> s'inquiète de l'absence d'objet transitionnel de son fils et
> s'exclame, inquiète : « Mais, Julien – trois ans – ne s'est
> jamais accroché à un doudou, au moment d'aller chez sa
> grand-mère ! Il n'en a jamais eu besoin, sa cousine, si... »
>
> Son amie la rassure en lui disant que le premier objet tran-
> sitionnel peut passer inaperçu, que ce peut être un mot
> que l'enfant s'approprie et avec lequel il joue. La mère fait
> alors cette remarque très intéressante : « Le soir, il
> réclame une histoire avant de s'endormir ; sa grand-mère
> le fait aussi ; mais il ne faut pas prendre un livre ; il
> demande une histoire par la bouche. »

Une histoire par la bouche ! Certains mots, extensions de
la bouche de la mère, ont dû faire office de premier objet
transitionnel pour Julien. Par ailleurs, son exigence, « pas
une histoire du livre, mais une histoire par la bouche »,
indique bien la trace du lien entre l'activité autoérotique
initiale et le phénomène transitionnel.

> La mère ajoute : « Julien a aussi une famille d'amis qu'il
> prend avec lui le soir dans son lit. » Au cours de la conver-
> sation entre sa mère et l'amie thérapeute, Julien joue dans
> son coin, sans avoir l'air de les écouter. Le lendemain, sa
> mère téléphone à son amie et raconte : « Hier soir, quand

> nous sommes allés nous coucher, son père, son frère aîné
> et moi, nous avons trouvé chacun, sur notre oreiller, un
> ami, placé par Julien. Lui, il dormait depuis longtemps ! »

La retombée finale de cette anecdote me permet de souligner le lien existant entre l'amour et la pensée. Aimer peut donner des idées ! Julien, qui a entendu la conversation, a compris et ressenti le lien entre sa famille de doudous et sa mère qu'il aime profondément – ainsi que, par extension, son père et son frère. Poussé par un élan d'amour et de gratitude envers elle et la famille, il a l'idée de leur faire du bien en leur mettant un doudou dans leur lit : ce qui est bénéfique pour lui l'est aussi sûrement pour ceux qu'il aime.

De la relation à l'objet à l'utilisation de l'objet

Pour le bébé, l'objet ne peut exister que dans la mesure où il a acquis la capacité à l'utiliser. Dans la phase du début de la vie, où le sujet est l'objet, le bébé est en relation avec l'objet, mais il ne l'utilise pas. Il lui faut développer la capacité à l'utiliser.

Le passage de la relation à l'utilisation suppose un processus de défusion entre le bébé et l'objet.

Le premier temps est celui de l'attaque de l'objet, aussi bien la personne de la mère que son sein. Le nourrisson affamé et avide se trémousse et se précipite sur le sein comme sur une proie.

> Winnicott cite le cas d'une mère terrorisée à l'idée de nourrir son bébé ; celui-ci, né avec une dent, l'avait mordu dès la première tétée, lui faisant très mal. Elle redoutait de renouveler l'expérience.

> « Chameau de gosse ! » s'exclamait cette autre mère que
> le nourrisson appendu à son sein venait de mordre avec
> ses gencives – les bébés ont une très grande force dans
> les gencives.

Le deuxième temps est celui de la survivance de l'objet ; la survie de l'objet, sa non-destruction est essentielle, car défusionné, attaqué, survivant, l'objet devient extérieur.

Le troisième temps est celui de l'utilisation de l'objet. Le sein ayant survécu, et n'ayant pas exercé de représailles, le bébé peut alors se tranquilliser et l'utiliser.

Ainsi, le bébé détruit l'objet, mais l'objet survit, c'est là le processus essentiel.

L'exemple donné pour l'échange nourricier bébé/sein est le modèle suivant lequel le nourrisson entre en relation avec tout objet. Ajoutons encore le rôle du regard adressé à la mère ; le nourrisson a besoin d'y lire un acquiescement, un encouragement avant d'oser s'avancer vers l'objet.

L'enfant entre en relation avec un objet qui n'est pas encore sien – peluche, nounours, la cuillère de la maman qui le nourrit, la spatule, l'abaisse-langue de Winnicott que celui-ci a volontairement laissé à sa disposition. Il veut le faire sien.

Il jette par terre l'objet, spatule ou nounours, que l'entourage bienveillant ramasse et il constate qu'il n'y a pas de représailles et que l'objet continue à exister. Il répète son manège à plusieurs reprises jusqu'à ce que, rassuré, il se mette à jouer avec, à l'utiliser.

Un peu plus tard, le nounours perd une oreille, mais il survit et n'exerce toujours pas de représailles, le bébé peut le câliner ; c'est l'amorce du désir de réparation.

Si l'objet survit, c'est qu'il échappe à la toute-puissance magique et au contrôle du nourrisson, donc il est externe : il n'est pas seulement une projection.

Le bébé découvre ainsi qu'il peut attaquer l'objet en fantasme, le mordre, le déchirer imaginairement, tout en continuant à profiter de lui dans la réalité externe. Ainsi construit-il son monde interne.

Réalité du dehors et réalité du dedans se construisent simultanément, ainsi la psyché s'enrichit de toutes les représentations imaginatives qui accompagnent les expériences du bébé.

> Mathis est puni, sa maman l'a privé de goûter et l'a envoyé dans sa chambre. L'enfant, furieux, se déchaîne sur ses jouets, il frappe son oreiller généralement consolateur. Il est en plein fantasme, il imagine tout ce qu'il voudrait faire pour se venger de sa mère, attaquer son ventre, lui tirer les cheveux, lui casser ses lunettes, puis il sombre dans la tristesse, le regret et s'apaise. C'est alors que la mère, attentive et bienveillante, entre dans sa chambre avec une bonne part de tarte. Mathis fond en larmes et se précipite dans ses bras : sa mère a survécu à ses attaques et elle n'exerce pas de rétorsion.

Nous voyons à travers cet exemple que tout se passe comme si l'enfant interpellait l'objet : « *Hé, l'objet ! Je t'ai détruit, mais tu survis, alors je t'aime*[1] *!* »

Et si l'objet ne survit pas, que se passe-t-il ?

---

1. Winnicott D.W., *La crainte de l'effondrement et autres situations cliniques*, Gallimard, 2000, p. 236.

> Sally se souvient, toute petite, avoir voulu tenter *quelque chose*, en rapport avec son expérience de vie d'enfant abandonnée et placée en famille d'accueil. Elle simule *l'abandon* de son nounours sur le banc d'une gare ; quand elle revient, à sa grande surprise, il a disparu. Ainsi, elle peut intégrer le fait que le nounours se situait bien dans la réalité partagée par tous, hors de son contrôle magique, hors de sa toute-puissance, comme sa mère. Le doudou n'ayant pas survécu à son attaque (sur le mode de l'abandon) Sally ne peut pas l'utiliser.
>
> Cette expérience lui permet d'intégrer le fait que son doudou n'était pas seulement un objet imaginaire mais qu'il était bien réel, situé à l'extérieur... Comme sa mère dont elle ne contrôlait pas les allées et venues.

Ainsi, le mouvement de destruction de l'objet est essentiel à la santé psychique du bébé, mais il ne serait rien sans la réponse de l'objet. Il est essentiel que celui-ci survive et ne réponde pas par la rétorsion ; s'il ne survit pas comme ce fut le cas pour Sally, c'est qu'il est externe. Le bébé enregistre alors l'expérience et s'en enrichit.

L'éprouvé de bon objet ou de mauvais objet ne s'installe pas à partir des fantasmes du bébé, comme le pense Mélanie Klein, mais à partir de la réponse de l'objet. Prenons l'exemple d'une petite fille qui adresse une demande à sa mère : « Maman, je voudrais une sucette ! » La mère qui acquiesce à la demande est vécue par l'enfant comme un bon objet, celle qui refuse comme un mauvais objet.

Destin de l'objet transitionnel

Le premier objet transitionnel est suivi par d'autres objets et d'autres phénomènes transitionnels.

La pluralité d'objets évoquant une famille est un phénomène fréquent. On peut ainsi faire l'hypothèse que la fratrie puisse faire fonction dans la réalité et dans l'imaginaire d'objet transitionnel.

L'histoire que l'on raconte à l'enfant avant de s'endormir assure la même fonction.

L'objet transitionnel est voué à un désinvestissement progressif ; mais il est parfois fétichisé. Dans ce cas il perd sa fonction de signe et de symbole et ne devient pas caduc comme ce fut le cas pour Kevin qui, adolescent, ne pouvait pas se séparer ses doudous.

Dans un développement normal...

Premièrement, la gamme des sujets d'intérêts s'étend peu à peu et finalement cette gamme ainsi étendue se maintient, même lorsqu'une angoisse dépressive approche. Ainsi un adulte qui a développé de nombreux intérêts culturels peut-il y recourir en cas d'angoisse dépressive.

Deuxièmement, l'objet transitionnel n'est pas oublié mais il a terminé son office, on n'a pas à en faire le deuil, il perd sa signification...

Les phénomènes transitionnels plus diffus, plus globaux et plus variés demeurent ; ils se répandent dans le domaine culturel tout entier. Ils se déploient dans la vie de l'enfant puis dans celle de l'adulte. S'éloignant progressivement de la sexualité érotique initiale, ils acquièrent une dimension nouvelle.

Chapitre 6

L'enfant, un être en devenir

Le cheminement de Winnicott s'interrogeant sur la nature humaine est, pour ainsi dire, l'inverse de celui de Freud. Ce dernier part de l'adulte névrosé et, de là, arrive à l'enfance. Prenons le célèbre cas du *petit Hans*[1]. Freud ne rencontrera l'enfant qu'une seule fois, à l'âge de cinq ans, en plein œdipe ; c'est le père qui, guidé par Freud, assurera la thérapie de la phobie de son rejeton. Ce n'est pas du tout la manière de procéder de Winnicott, qui, dans sa pratique, entre en contact direct avec l'enfant, son corps, sa mère et/ou son père.

En second lieu, le point de départ de sa recherche et de ses observations se situe au point d'arrivée de Freud. Il considère comme acquises les découvertes freudiennes – l'inconscient, la sexualité infantile, les symptômes, formations de compromis entre désirs et défenses –, et se place résolument avant car l'enfant de cinq ans a déjà une longue histoire derrière lui, et ce, même avant la naissance.

---

1. Dans son ouvrage *Cinq psychanalyses* (PUF, 1977), Sigmund Freud relate le cas d'un de ses patients, le petit Hans, qui refuse de sortir de chez lui. Cet exemple devient un cas d'école, régulièrement cité dès lors que l'on aborde l'œdipe.

« Je pars de la première maturité, quand l'enfant qui commence à savoir marcher entre dans une phase où les relations interperson-nelles ont pris leur première signification {…} Je remonte en arrière pour atteindre toujours plus en arrière, ce que les tout premiers temps ont d'inconnu, ces temps où l'expression d'être humain peut être appliquée au fœtus dans le ventre maternel[1]. »

Winnicott, pédiatre à l'origine, s'intéresse au tout début de la vie, à ce que peut vivre un prématuré, comme un bébé né à terme.

Ce qui suscite particulièrement sa curiosité et son attention, ce sont les conditions d'avènement de la personne ; l'inné et la tendance héréditaire ne peuvent se révéler que si le milieu est favorable. En effet, l'entourage peut freiner l'intégration du self en allant à l'encontre des dispositions naturelles, comme ce peut être le cas pour les femmes qui font un déni de grossesse et ne permettent pas à leur corps d'en montrer les signes, de grossir ou, comme ce qui est arrivé à Rémy, à qui dès le début de sa vie, il était totalement interdit de faire du bruit et de bouger, pour ne pas déranger son père.

L'intégration, la clé d'un individu en voie d'accomplissement

« Le mot intégration décrit la tendance au développement et son accomplissement chez l'individu sain, accomplissement par lequel il devient une personne complète, unifiée. Ainsi l'intégration acquiert-elle une dimension temporelle[2]. »

---

1. Winnicott D.W., *La nature humaine*, Gallimard, 1990, p. 50.
2. Winnicott D.W., *Lettres vives*, lettre 82 à Masud Khan, Gallimard, 1989, p. 184.

L'aire transitionnelle : lieu des processus d'intégration

Certains nouveau-nés viennent au monde en ayant déjà fait des expériences d'intégration, pense Winnicott ; en effet, le fœtus engrange des stimulations auxquelles il réagit et qu'il inscrit dans ce qui sera ultérieurement son noyau. Ainsi, il n'est pas rare de constater que des bébés sucent leur pouce dans le ventre de leur mère, sans parler des messages variés reçus avant la naissance, des messages auditifs par exemple, qui feront qu'il peut reconnaître non seulement la voix de sa mère, mais aussi celle de son père.

Cependant, c'est dans l'espace potentiel ou aire transitionnelle que s'effectuent les processus d'intégration essentiels qui vont permettre à l'individu d'advenir comme être humain. C'est dans cet espace que ce qui est potentiel devient effectif, l'entrée dans le langage par exemple, la découverte de son corps, etc.

Tout un cheminement s'effectue déjà dans la période de dépendance absolue mais plus encore dans la période de dépendance relative où le nourrisson peut participer plus activement aux événements de sa vie naissante, jusqu'à l'indépendance.

Le mot « intégration » évoque un double mouvement : la tendance au développement et la tendance à l'unification.

Pour Winnicott, il existe un état de non-intégration primaire ; au départ, il n'y a pas de lien entre le corps et la psyché, et pas de place pour une réalité non-moi, mais « *il y a une tendance héréditaire à l'unification de la personnalité* » ; celle-ci est peut-être « *l'héritage le plus* important *de l'être humain*[1] ».

---

1. *Ibid.*, lettre 122, p. 251.

Comment se développe le moi ?

C'est par un processus graduel que le moi devient capable de s'occuper de ce noyau appelé self. Le moi winnicottien, solidaire du self à ses origines, est tout d'abord facteur d'une plus grande intégration entre le psychisme et l'expérience du réel.

Pour qu'il se développe et reprenne à son compte les techniques de soins maternels, il faut que l'enfant ait le temps que s'inscrivent psychiquement chez lui les processus de maturation physiologique. Le moi qui s'étend acquiert des capacités nouvelles.

Le moi qui n'existe pas au départ se fonde sur le soma, le corps. C'est la raison pour laquelle les soins donnés au bébé sont si essentiels. Il y a un développement parallèle du corps et du psychisme.

La psyché – c'est-à-dire la réalité psychique – a son origine dans l'élaboration du fonctionnement corporel qui lui-même dépend des comportements de l'entourage (*holding* et *handling*), des « dires » et des « non-dits ». En retour, la structure du corps se trouve modelée par les expériences pulsionnelles baignées de langage, imprégnées d'émotions, que fait le tout-petit.

À titre illustratif, voici deux dessins exécutés par des fillettes de trois ans et quelques mois. Ils sont très dissemblables et traduisent bien la perlaboration[1] d'une somme d'expériences très différentes dans le rapport du fonctionnement du corps,

---

1. Perlaboration : processus de travail psychique et d'intégration des expériences.

du fantasme qui l'accompagne en lien avec les réponses de l'environnement.

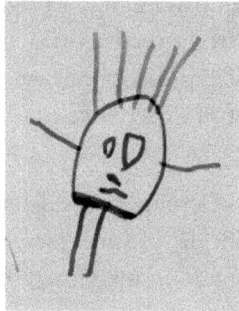

Le dessin de Capucine est un bonhomme plein de vigueur.

C'est l'élan de vie qui fuse à partir du noyau central dans ces traits nets et colorés ; l'image d'elle-même que présente cette petite fille est fort intéressante car, dans la réalité, Capucine a les cheveux très frisés. Ce n'est donc pas la perception visuelle qui domine, à cet âge, dans l'élaboration psyché-soma.

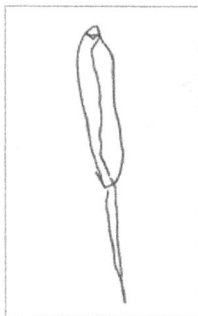

Le dessin de Rose, montre un corps allongé, un peu étriqué ;
il n'a pas deux yeux, mais un seul regard.

On saisit bien ici que l'organe – l'œil – ne compte que
comme jonction entre la réalité du dedans et la réalité du
dehors. Le ventre est représenté par un trait qui évoque, en
langage winnicottien, l'expérience imaginative du trajet de
la nourriture.

Nous voyons dans les dessins de ces deux fillettes que l'environnement intervient là comme facteur d'intégration du
lien entre le corps, son fonctionnement et la psyché, comme
facteur de développement de l'enfant.

Celui de Capucine est riche, c'est celui d'une petite fille
vivante et pulsionnelle comme en témoignent ses cheveux
qui paraissent dotés d'une vie propre ; c'est une fillette
éveillée à qui l'entourage parle et qui apprend à se
connaître ; elle sait sûrement – on le lui a appris – qu'elle a
deux yeux pour voir, un nez, une bouche par laquelle
passent la nourriture mais aussi les mots. Elle a intégré le
fait qu'elle a un visage et un corps épanoui dans lequel elle
se sent sûrement à l'aise.

Celui de Rose est pauvre, étriqué et n'a pas de visage. Il n'a
pas d'organes des sens, pas d'yeux, pas de bouche pour
communiquer ; il est évident que, pour cette enfant, l'entourage ne joue pas suffisamment son rôle d'éveil. Il semblerait
que Rose ne connaisse d'elle et du monde que ce qui
concerne la sensation liée au trajet de la nourriture.

Divers aspects de l'intégration

La première intégration est celle du temps et de l'espace. Elle est étroitement liée au *holding* de la mère. Cette nouvelle acquisition permet à l'enfant de relier le passé, le présent et le futur, ce qui annonce des possibilités nouvelles comme relier le jour et la nuit, les expériences de la veille à celles du jour, les actes et leurs conséquences. Il fait le lien entre sentiments et corps et entre sentiments opposés.

La deuxième forme d'intégration, c'est la cohésion psyché-soma que Winnicott appelle « personnalisation ». Elle dépend du *handling* de la mère, c'est-à-dire de la façon dont l'enfant est physiquement manipulé. Le sentiment de cette cohésion permet entre autres choses à l'enfant d'être capable de renoncer à la maîtrise corporelle afin de s'endormir tranquillement. Il lui faut accepter de pouvoir retourner, momentanément, à la non-intégration du début.

La personnalisation est le processus suivant lequel « *la personne du nourrisson commence à se rattacher au corps et aux fonctions corporelles* ». Si tout se passe bien, la peau est alors reconnue comme membrane frontière. C'est ce que nous percevons lorsque nous disons « Je suis bien dans ma peau », ce qui correspond au sentiment que l'on a de « sa personne dans son corps ».

« *La personnalisation, c'est l'emménagement de la psyché dans le corps* », dit fort joliment Winnicott ; c'est une conquête qui se fait selon deux directions : l'une est personnelle, elle a sa source dans les impulsions, l'érotisme musculaire, les sensations cutanées et la pulsion impliquant la personne totale de l'enfant ; l'autre provient de l'environnement, de la gestion du corps du tout-petit et de la rencontre des demandes pulsionnelles.

La troisième forme d'intégration concerne la relation au monde, ce que Winnicott appelle la réalisation. Elle se situe dans le prolongement de la présentation de l'objet par la mère au début de la vie.

Supposons acquises les deux premières formes d'intégration : l'enfant, graduellement, va pouvoir localiser ses pulsions dans son corps, ce qui n'est pas une évidence ; il dispose à présent d'un espace où loger ses sentiments, ses pensées, ses images, ses rêves, son agressivité, ses expériences de vie.

C'est le cas de Capucine qui va à l'école depuis peu et découvre des relations plus élargies et moins protégées que dans la famille ; Jérôme lui tire les cheveux, Caroline essaie de lui prendre son doudou, elle doit défendre son territoire ; Côme et Julien veulent tous les deux l'embrasser... Elle est assaillie par des excitations qu'elle va apprendre à loger au bon endroit : à l'intérieur d'elle si c'est de la colère, de la jalousie, du chagrin ou des sentiments aimants, ou bien à l'extérieur d'elle au moment où, par exemple, elle tape Jérôme ou s'accroche à son doudou.

L'intégration, condition du sentiment d'être

Au début, les forces instinctuelles sont extérieures à l'enfant. C'est une grande acquisition que celle de pouvoir réaliser que la colère ou la jalousie qu'il éprouve lui appartiennent, sont bien à lui et en lui. C'est ce qu'il découvre grâce aux expériences qu'il en fait dans son aire transitionnelle.

Ainsi, l'enfant s'enrichit de ses expériences instinctuelles, rage, désespoir, remords, regret, chagrin... qu'il apprend à loger à l'intérieur de son moi qui se renforce d'autant. Il peut alors relier ce qu'il ressent dans son corps avec des images et des pensées et les traduire en jeux, en créations et en mots. Il découvre l'altérité.

L'organisation de son moi étant devenue disponible, l'enfant éprouve des élans et émotions, qui comportent la colère résultant de la frustration. Cela renforce le moi ainsi que la séparation entre le moi et le non-moi.

> Juliette, quatre ans, parle avec Léa sa meilleure amie et lui dit : « Les chiens sont blancs » – car Pompon, le chien de son voisin, est de cette couleur. « Non », lui répond Léa, « ils ont plein de couleurs différentes, ça dépend du chien. » Juliette se fâche et le ton monte entre les deux fillettes. Léa court alors chercher son père pour trancher la question. Après avoir écouté, il répond : « C'est toi qui as raison, les chiens peuvent être de toutes les couleurs, comme les gens. » Juliette, vexée, part bouder dans un coin du jardin. Puis, dix minutes plus tard, elle rejoint Léa dans la cuisine pour le goûter et agit comme si rien ne s'était produit.

> Cependant, à la fin de la journée, quand elle retrouve sa mère, Juliette lui dit : « Maman, tu sais, il y a des chiens blancs comme Pompon. Mais ils peuvent être d'une autre couleur. »

Ainsi, Juliette a été frustrée de s'apercevoir qu'elle avait « tort » dans un premier temps. Mais le moment qu'elle a pris pour donner libre cours à ce sentiment lui a permis de réfléchir et d'intégrer l'idée que sa réalité existait – un chien peut être blanc – et qu'elle coexistait avec une autre – mais il peut être d'une autre couleur.

La psyché – qui est une élaboration imaginative du fonctionnement physique – relie ensemble les expériences et constitue la conscience que l'enfant en a acquise.

Non-intégration, désintégration

Ces deux expressions sont à ne pas confondre ; elles ne recouvrent pas la même réalité.

La non-intégration, c'est l'état qui précède et rend possible l'intégration ; ce n'est pas une position de défense. C'est dans cet état que se trouve le bébé confiant, prêt à accueillir les sollicitations internes ou externes qui vont l'assaillir et dont il va pouvoir s'enrichir. Dans cet état du « pas encore intégré », le nourrisson se repose, prêt à accueillir l'inattendu, aussi bien à dormir qu'à créer. C'est l'image du tout-petit, tranquillement assis dans son landau, sous le tilleul du jardin ; il regarde bouger les feuilles, écoute chanter les oiseaux, s'intéresse aux mouvements du chat qui guette un pigeon.

> La désintégration, c'est ce qu'a vécu Jacqueline, cette femme frappée d'hémiplégie qui, revenant à elle, dit : « Je savais que quelque chose était arrivé, mais je ne savais pas que c'était à moi. »

L'union corps-psyché s'était brisée en elle au moment de son attaque cérébrale. La désintégration est du côté de la perte du lien.

Chapitre 7

La clé de la santé c'est la pulsion

Les deux expressions « enfant normal » et « enfant en bonne santé » émaillent les écrits de Winnicott. Quel que soit le thème abordé, il se pose la question : comment réagit l'enfant normal dans un environnement suffisamment bon ?

Qu'est-ce qu'un enfant « normal » ?

Dire que le comportement d'un enfant est normal, ou ne l'est pas, suppose de se référer à son âge. Chez le petit enfant « relativement sain », il y a concordance entre maturité et âge.

Ce qui est normal à un moment donné cesse de l'être plus tard. Il y a, par exemple, une tendance tout à fait normale d'un petit enfant à prendre des objets qui appartiennent à sa mère ; cela veut simplement dire qu'il l'aime et qu'il pense avoir des droits sur elle. Cela ne peut pas encore s'appeler du vol.

Ce qui est normal aussi, pour l'enfant, c'est de pouvoir régresser, à certains moments difficiles. Le temps de prendre de la réassurance. Il n'y a rien d'étonnant, par exemple, à ce que Martin, cinq ans, qui vient de tomber et de se faire mal, se comporte comme s'il avait 18 mois, pleure, réclame un biberon et se précipite sur son doudou.

La régression n'est pas une maladie ; elle n'est pas « mauvaise » ; elle est utile, elle permet le retour momentané à la non-intégration qui précède, qui fait que l'enfant va pouvoir accueillir l'expérience qui se présente et l'intégrer.

Il y a dans la vie de l'adulte de multiples moments de régression destinés à retrouver l'apaisement, à renouer avec soi-même pour franchir des situations difficiles, normaux dès lors qu'ils restent ponctuels : la femme qui vient de perdre sa mère retrouve son doudou et le serre dans ses bras ; certains recourent à la cigarette, à la pâtisserie en cas de stress ; certains fumeurs tètent leur pipe avec force bruits de succion, d'autres encore ont introduit dans leur vie des temps de relaxation… Et nous avons tous besoin de dormir.

Qu'est-ce que la pulsion[1] ?

La pulsion – qui peut être érotique ou agressive – est le nom donné à la puissante poussée biologique qui anime la vie de l'enfant, quel que soit son âge, et elle exige l'action.

Encore faut-il qu'il ait un moi suffisamment développé pour pouvoir « loger » la pulsion à l'intérieur de lui et savoir composer avec elle. Ainsi, Paul, âgé de trois ans, tape Pierre et peut dire avec naturel, en toute innocence : « Pierre m'a tapé » ; tant que sa personne n'a pas complètement intégré son corps, l'effet miroir entraîne sa fusion avec l'autre en face, et le « qui tape qui ? » est incertain.

---

1. *La nature humaine*, *op. cit.*, Gallimard, 1990, p. 57.

Winnicott se soucie peu de décider s'il y a une pulsion, deux, ou un plus grand nombre ; pour lui c'est sans pertinence.

Concernant la pulsion, ce qui est pertinent c'est :

- de considérer, premièrement, que l'excitation générale contribue au sens qu'a l'enfant d'être un être entier – cohésion psyché-soma ;

- de bien savoir, deuxièmement, qu'il « *existe une élaboration imaginative de tout le fonctionnement du corps*[1] » qui vient constituer la psyché ;

- que, là encore, la réponse et l'accompagnement de l'entourage sont essentiels pour aider l'enfant à se débrouiller avec ses pulsions, sans les refouler ni leur donner libre cours.

Ainsi, Winnicott explique aux parents et aux éducateurs :

« *Un enfant normal, s'il a confiance dans son père et dans sa mère, essaie tout. En grandissant, il essaie à fond son pouvoir de briser, de détruire, de faire peur, d'user, de gaspiller, de soutirer et d'usurper. Tout ce qui mène les gens en justice (aussi bien qu'à l'asile) a son équivalent normal dans la relation de l'enfant à sa famille pendant l'enfance et la première enfance. Si la famille peut résister à tous les efforts de l'enfant pour la briser, l'enfant se met alors à jouer... Au début, un enfant, s'il doit se sentir libre et devenir capable de jouer, a besoin d'être conscient d'un cadre, il a besoin d'être un enfant insouciant[2].* »

---

1. *Ibid.*, p. 32.
2. Winnicott, *Déprivation et délinquance*, Payot, 1994, p. 139.

Le point de vue de Winnicott est que tous les êtres humains doivent élaborer une méthode personnelle pour vivre, avec leurs pulsions dans le monde particulier qui leur est alloué, ce qui n'est pas facile et peut prendre du temps[1].

S'agissant des bébés, leurs besoins et leurs sentiments sont extraordinairement puissants.

> Ève vient d'entrer dans la salle de bains, laissant de l'autre côté de la porte ses deux petits garçons, Louis, 7 ans, et Charles, 3 ans. Elle leur a recommandé d'être sages et a confié Charles à son frère. Cinq minutes se sont à peine écoulées que Charles, bambin amoureux et habité d'un sentiment de toute-puissance, se met à tambouriner à la porte en hurlant à son frère qui veut l'empêcher d'entrer : « Ma maman, elle est à moi ! »

Charles exprime ici qu'il a des droits sur sa mère puisque c'est lui qui l'a créée ! Sa pulsion, son action de tambouriner s'avère donc logique de son point de vue.

Chaque enfant recrée le monde en venant à la vie, puisque avant de naître il n'y avait que solitude.

D'où viennent les difficultés pour l'enfant ?

Certaines difficultés assaillent tout enfant en bonne santé physique, du simple fait qu'il grandit dans une société composée d'êtres humains.

---

1. « … *les bébés ont et (doivent) avoir leur propre manière de faire face à leurs propres maux* », Winnicott D.W., *L'enfant et sa famille*, Payot et Rivages 2002, p. 75.

La violence des pulsions

Les difficultés viennent tout d'abord de *la violence des pulsions* éprouvées par le tout-petit.

> Catherine, deux ans et demi, à qui sa maman vient de retirer de la main le gâteau poussiéreux qu'elle a ramassé par terre, et qu'elle portait à sa bouche, se pâme de rage.

Nous voyons à travers cet exemple à quel point la pulsion peut être violente. Cris stridents, expressions physiques, réactions somatiques, les parents se trouvent parfois démunis face aux réactions de leurs enfants.

Le choc des réalités

Les difficultés viennent de la rencontre fondamentale entre les deux sortes de réalité, celle du monde extérieur qui peut être partagée par chacun et celle du monde intérieur personnel de chaque enfant. Il est impossible pour celui-ci de passer sans transition d'une réalité à l'autre. Dans sa réalité intérieure, l'*infans* vit une illusion de toute-puissance grâce à l'adaptation quasi totale de sa mère à ses besoins. Sa grande déconvenue est la chute de cette omnipotence, quand il découvre que les objets existent indépendamment de lui. Il ne faut pas que le choc avec la réalité externe soit trop brutal et le conduise à se retirer dans une position d'isolement.

Ainsi, la mère de Catherine devra aider sa fille à faire progressivement face à la réalité en l'aidant à contenir ses pulsions ; elle lui dira par exemple « c'est sale ! » avec une expression de dégoût adaptée. Il s'agira pour elle de ne pas tout interdire, mais de poser peu à peu et avec une certaine fermeté des limites protectrices… En tant que mère suffisamment bonne, celle de Catherine, en toute bienveillance, réussira à trouver la solution la plus adaptée à sa fille.

La découverte de sa propre destructivité

Les difficultés s'originent ensuite dans la découverte par l'enfant de sa propre destructivité.

L'enfant qui a faim se sent comme possédé par un loup en quête de nourriture. En effet, chez tout enfant existe une agressivité primaire qui est un résidu de la recherche animale d'une proie. Elle est intimement liée à l'amour primaire et c'est elle qui pousse à entrer en relation.

En tétant le sein de sa mère ou le biberon qu'elle lui tend, le nourrisson vorace et impitoyable peut éprouver le besoin de détruire tout ce qui est bon, la nourriture, comme la personne qui la lui offre. C'est très effrayant pour lui, ou cela le devient peu à peu lorsqu'il s'aperçoit qu'il existe une personne derrière les soins maternels ; il en vient à beaucoup aimer cette personne, qui, au moment des tétées, n'est là que pour être utilisée.

L'enfant qui fait cette découverte accède à la tristesse, qui est un accomplissement du développement émotionnel sain. Il désire alors réparer sa mère qu'il craint d'avoir détruite.

La création d'un monde interne

La difficulté ici vient donc du fait que l'enfant commence à créer un monde intérieur régi par la magie et la toute-puissance. Il ressent ce monde intérieur comme logé dans son corps, ce qui n'est pas une évidence. Ainsi, faut-il s'attendre à ce que le corps soit impliqué. Toutes sortes de douleurs et de troubles corporels accompagneront donc les tensions du monde intérieur, car ce qu'est la mère et tout ce qu'elle fait pour son enfant sont incorporés en même temps que la nourriture.

« La santé du corps (…) est traduite en fantasmes {qui} sont en même temps ressentis sous forme corporelle… La culpabilité peut s'exprimer sous la forme d'un vomissement, ou bien le fait de vomir peut être éprouvé comme la trahison du self intérieur secret, et donc comme un désastre[1]. »

C'est ainsi que Nicole, une femme d'âge mûr, a toujours vécu le fait de vomir comme une catastrophe. Tel enfant, angoissé, aura mal au ventre avant de partir à l'école. Tel adulte, ayant logé sa tristesse dans son estomac – organe qui, nous dit Winnicott, *« a une forme assez semblable à celle d'un biberon couché en travers[2] »* –, à un moment de réminiscence de relations primitives, éprouve des sensations de brûlure à cet endroit du corps.

Face aux difficultés, quelles ressources ?

L'enfant, et plus généralement l'humain, doit développer la capacité à s'adapter, à accueillir l'inattendu, à le transformer pour le rendre acceptable et même source de plaisir. Il est préférable de chercher une méthode pour s'accommoder de ses pulsions et de ses sentiments agressifs plutôt que de chercher à s'en débarrasser.

---

1. *La nature humaine, op. cit.*, Gallimard, 1990, p. 127.
2. *L'enfant et sa famille, op. cit.*, p. 43.

Un enfant normal est capable d'utiliser n'importe lequel des moyens offerts par la nature pour se défendre contre l'angoisse et contre un conflit insupportable, les moyens utilisés étant en lien avec l'aide disponible dans l'entourage.

> Janine, sept ans, ne veut absolument pas dormir seule. Elle se lève la nuit, et, chassée du lit de ses parents, elle se réfugie dans celui de son frère aîné. Sa mère est désarmée car elle a tout essayé, en vain, pour aider sa fille à surmonter son angoisse nocturne.
>
> Cependant, un jour, elles passent toutes deux devant un magasin de jouets, et la fillette voit briller dans la vitrine une poupée Barbie aux cheveux phosphorescents. Une vraie merveille ! Sa mère la lui offre, et Janine la pose près de son lit. Dès lors, elle dort sans crainte, avec sa poupée Barbie dont les cheveux s'éclairent dans le noir ! Soutenue par l'amour de sa mère, Janine a inventé sa solution.

Les symptômes

Le premier moyen dont dispose l'enfant pour faire face à ses difficultés, ce sont les symptômes.

À l'origine du symptôme, il y a un conflit entre la pulsion d'un côté et sa condamnation de l'autre. Le symptôme est une solution, un compromis entre les deux forces en présence qui trouvent à se satisfaire en même temps, dans une seule manifestation.

L'enfant normal est capable de manifester n'importe quelle sorte de symptôme selon les circonstances ; ainsi trouve-t-on des symptômes passagers chez tous les enfants normaux, constate Winnicott. L'un, de manière ponctuelle et passagère, fait pipi au lit, ou se ronge les ongles, l'autre a des cauchemars et vole, ou bien il se précipite sur la nourriture de manière compulsive, un autre encore casse tout sur son passage ou fait des saletés… Et cela ne dure qu'un temps.

L'énurésie, pense Winnicott, est davantage à considérer comme une protestation contre une autorité trop stricte que comme un symptôme. C'est plutôt un « *signe que l'enfant peut espérer conserver une individualité menacée*[1] » et qu'il se défend contre une angoisse de castration, comme s'il clamait « j'ai un pénis, il est à moi ». Concernant le refus de nourriture, le tout-petit n'est pas toujours capable d'éprouver le sentiment que la nourriture est bonne ; il ne peut pas non plus toujours « *éprouver le sentiment qu'il mérite une bonne nourriture*[2] » – on retrouve ce vécu chez certaines personnes âgées.

Premièrement, si on lui laisse du temps et, deuxièmement, si on lui donne des soins normalement bons, l'enfant deviendra capable d'abandonner ses symptômes et d'adopter d'autres moyens d'affirmer sa personnalité.

Concernant les symptômes, l'anormalité se manifeste dans une limitation et une rigidité de l'enfant dans sa capacité à les utiliser. C'est un symptôme installé, fixé, qui va alerter la mère, pas un symptôme ponctuel. Chiper un bonbon, mettre le doigt dans un pot de confiture, cela ne mérite pas le nom de symptôme, il n'y a pas lieu de s'alarmer.

Chez celui qui est malade, ce ne sont pas les symptômes qui sont ennuyeux, c'est le fait qu'ils ne font pas leur travail et qu'ils sont aussi nuisibles pour lui que pour sa mère ; ils ne remplissent pas leur office, qui est de venir soulager la tension, l'angoisse.

---

1. *Ibid.*, p. 163.
2. *Ibid.*, p. 164.

Le jeu et la créativité

Le deuxième moyen privilégié dont dispose l'enfant pour faire face à ses difficultés est le jeu, ou plutôt la capacité à jouer (*playing*).

Si un enfant joue, peu importe, considère Winnicott, la présence d'un symptôme ou deux... S'il mouille son lit, bégaie, ou bien a des accès de colère, l'essentiel c'est qu'il conserve son aptitude au jeu.

Le jeu montre que cet enfant est capable, si on lui offre un environnement suffisamment bon et équilibré, d'élaborer une manière personnelle de vivre et de devenir finalement un être humain complet, avec son amour et sa haine, désiré en tant que tel, et accueilli par le monde dans son ensemble.

L'enfant normal est créatif, imaginatif, il expérimente le monde, transforme les objets du monde externe, les utilise, les met au service de sa réalité interne. Il y a dans le jeu une dimension d'illusion sans laquelle aucun enfant ne peut aborder l'extérieur.

« Le jeu, qui utilise le monde tout en conservant toute l'intensité du rêve, est une activité caractéristique de la vie des enfants[1]. »

L'élaboration intellectuelle

Le troisième moyen dont dispose l'enfant pour se défendre contre l'angoisse et composer avec ses conflits, c'est l'élaboration intellectuelle.

1. Winnicott D.W., *Jeu et réalité*, Gallimard, 1975, chapitre III, p. 50 et suivantes.

Il fabrique des histoires et recrée le monde, il invente des jeux, il cherche à comprendre et se met à lire…

Combler les lacunes par le travail de la pensée est un moyen que l'enfant normal utilise pour transformer un environnement défaillant en un environnement satisfaisant.

Les besoins de l'enfant

Winnicott établit bien la distinction entre besoin et désir, entre besoin et pulsion. Il s'irrite même de ce que les psychanalystes ne la font pas.

Le début de la vie de l'enfant n'est pas une affaire de gratification pulsionnelle ; « *la dépendance se définit par rapport au besoin* », besoin physique mais aussi psychologique.

Ainsi, la pulsion correspond à un besoin car l'enfant normal a besoin de se sentir réel. Lorsque le nourrisson se met en colère, il se sent réel ; il est une personne.

Un bébé qui a perdu la faculté de croire ne se met pas en colère, il s'arrête simplement de désirer ou bien il pleure de manière triste et désillusionnée. Il peut aussi commencer à se cogner la tête contre l'oreiller. S'il pleure de rage, cela signifie probablement qu'il croit en sa mère, qu'il espère pouvoir la changer et qu'il refuse de désespérer.

Toute pulsion exprimée et intégrée permet à l'enfant de se sentir réel, et cela a une incidence – entre autres – sur ses relations interpersonnelles.

Olivier, six ans, joue à chat perché dans la cour de l'école avec ses camarades. Il est le « chat » et cherche à toucher quelqu'un d'autre pour le faire chat à son tour et se dégager de ce rôle difficile. Mais il manque de rapidité,

> s'énerve, et commence à ressentir la rage de l'impuis-
> sance ; Il hurle d'abord au milieu de la cour et tape du
> pied, sous les yeux moqueurs de ses camarades, puis
> porté par sa colère, il se sent plus fort et se reprend. Il
> réussit alors à attraper un autre enfant et à le faire « chat ».

Ainsi, Olivier qui a osé exprimer sa rage peut se sentir réel et entier ; de plus il a impressionné sa petite camarade Sabrina qui applaudit.

Agressivité et destructivité

L'agressivité est inhérente à l'humain. Elle est présente dans la structure de l'enfant dès le début de son existence. C'est l'une des racines de l'élan vital, l'une des facettes de la pulsion de vie. Winnicott considère qu'une très grande part de la vie consiste en une agressivité constructive ; rappelons ici que le terme « agressivité » vient du verbe latin *agredior* qui signifie marcher vers, avancer.

L'enfant en bonne santé a donc besoin d'exercer sa destructi-vité, car celle-ci joue un rôle positif dans la constitution de l'objet.

« On admet généralement que le principe de réalité incite l'individu à la colère et à une destructivité réactionnelle. La théorie orthodoxe suppose toujours que l'agressivité est réactionnelle à la rencontre avec le principe de réalité alors qu'en fait, c'est la pulsion qui crée la qualité de l'extériorité. L'agressivité engendre l'objet c'est là le point central de mon argumentation[1]. »

---

1. Winnicott D.W., *L'enfant et le monde extérieur*, Payot, 1992, p. 130.

« *Il n'y a pas de colère dans la destruction de l'objet à laquelle se réfère Winnicott ici, bien que l'on puisse dire qu'il y a de la joie quand l'objet survit*[1]. »

La colère c'est autre chose, c'est la réaction à la frustration.

L'attaque dans la colère relative à la rencontre avec le principe de réalité est un concept plus élaboré venant après la destruction.

Par ailleurs, l'agressivité liée à la motricité permet à l'enfant de se constituer en tant qu'être. Notons que c'est déjà celle qui anime le fœtus lorsqu'il donne un coup de pied à l'intérieur du ventre... Sans intentionnalité, si ce n'est un besoin de décharge. C'est cette même agressivité qui permet à l'humain de se tenir debout.

Une tristesse nécessaire

Les bébés – de même que les enfants plus grands – ont besoin de pleurer car, pour eux, tout exercice du corps est bon. Les pleurs qui donnent au bébé le sentiment qu'il exerce ses poumons sont des pleurs de satisfaction. Le bébé en vient ainsi à connaître toute sa capacité à faire du bruit.

Les pleurs de chagrin peuvent être ressentis comme un chant de tristesse. « *Ils contiennent une note musicale*[2] » ; c'est ce que certaines mères attentives observent parfois et qu'il arrive de retrouver au sein d'un groupe.

---

1. *Jeu et réalité*, Gallimard, *op. cit.*, p. 130.
2. *L'enfant et sa famille*, *op. cit.*, p. 69.

> Nadine, assistante maternelle, installe le groupe d'enfants dont elle a la charge dans le dortoir : c'est l'heure de la sieste. Au moment où elle ferme la porte, alors que tous les enfants semblent calmes, Pervenche se met à pleurer. Marguerite, sa voisine de lit, commence à gémir avant de se mettre à pleurer tout à fait, elle aussi. C'est alors que Pervenche met fin à ses pleurs dans un grand éclat de rire.

Si Pervenche a cessé de pleurer soudainement, c'est parce que, sans en avoir conscience, elle a reconnu dans les pleurs de sa voisine Marguerite la même note musicale que dans ses propres sons.

Les larmes relevant du registre de la tristesse sont saines physiquement et psychologiquement.

Un bébé qui pleure de tristesse peut dans une certaine mesure y trouver une distraction. Il peut facilement développer et éprouver les différentes tonalités des pleurs en attendant de s'endormir pour noyer son chagrin...

De l'agressivité à la phase de sollicitude

Le chemin à parcourir pour aller vers une relation objectale, c'est-à-dire pour entrer en relation avec l'objet, passe par une phase très importante, la phase dépressive ; elle s'étend de six mois à deux ans environ. Winnicott préfère l'appeler phase de sollicitude afin de mettre l'accent sur l'aspect positif de la dépression et du sentiment de culpabilité qui l'accompagne.

Winnicott observe que le nourrisson de cinq mois devient assez habile pour saisir un objet qu'il voit et bientôt le porter à sa bouche, ce qu'il n'aurait pu faire plus tôt ; mais ce n'est pas avant six mois en moyenne qu'il commence à laisser tomber délibérément l'objet qu'il a saisi et cela fait partie de son jeu avec l'objet. Sa mère le ramasse, il recommence, montrant qu'il sait qu'il peut se débarrasser de quelque chose quand il a obtenu ce qu'il voulait. L'objet existe donc indépendamment de lui.

Il devient capable de montrer dans son jeu qu'il comprend qu'il a un « dedans » et que les choses viennent du dehors.

Le corollaire de cette donnée est que maintenant il est conscient que sa mère aussi a un « dedans », qui peut être riche ou pauvre, bon au mauvais, en ordre ou pêle-mêle. En conséquence, il commence à être concerné par la mère, son état de santé mentale et ses humeurs.

Jusque-là, observe Winnicott, l'enfant normal prend plaisir à une relation cruelle avec sa mère, et cela se manifeste surtout dans le jeu. Avant que l'enfant soit intéressé par l'effet que ses propres pensées et actions ont sur celle-ci, il est impitoyable. Mais, sans ce jeu avec elle, pense-t-il, il ne peut que cacher un self cruel et lui donner vie dans un état de dissociation.

L'enfant sain passe par deux états successifs, un état d'excitation lié à son envie de dévorer, suivi d'un état d'apaisement jusqu'à la prochaine montée de la faim.

Les deux mères

À ces deux états correspondent deux conceptions de la mère, renvoyant elles-mêmes à deux aspects des soins infantiles, la mère-objet, mère excitante surtout au moment des repas, et la mère-environnement, mère apaisante qui veille à écarter l'imprévisible ou le dangereux.

Le nourrisson a appris à reconnaître les techniques de soin de sa mère comme faisant partie d'elle, tout comme son visage et son oreille, ses colliers et ses attitudes qui varient. Elle a été aimée par l'enfant comme celle qui incarne tout cela. Ce sont ces qualités de la mère qui sont concrétisées dans l'objet. Simultanément, elle a été l'objet d'agressions cannibaliques impitoyables au cours des phases de tension instinctuelle.

Tandis que la digestion physique s'accomplit, une élaboration correspondante a lieu dans la psyché.

L'enfant découvre que la mère-environnement est la même personne que la mère-objet de la pulsion. Il s'aperçoit alors qu'un et un font un : la mère est une totalité, lui aussi.

Il commence à se soucier de la survie de cette personne.

La phase de sollicitude

Une fois repu, le bébé redoute le trou imaginé dans le corps de la mère du fait de l'expérience instinctuelle, et lui-même ne se sent pas le même avant et après cette expérience. Il s'angoisse. Il commence à se soucier de ses actes et de leurs effets et à se sentir responsable, coupable. Il éprouve alors de la sollicitude pour l'objet. Il peut même refuser la nourriture de peur de l'abîmer.

Si le petit a le bonheur d'avoir une mère qui survit, il est alors en mesure de faire quelque chose à propos du vide, creusé en imagination dans le sein ou le corps de sa mère, au cours du moment instinctuel qui vient d'avoir lieu.

Là intervient le désir de réparation. L'enfant fait un don à sa mère ; ce peut être par exemple l'émission d'une selle. Ce peut être au cours du repas suivant, son geste qui consiste à mettre la cuiller dans la bouche de sa mère pour la nourrir à son tour. Il est important que celle-ci accueille le don de l'enfant.

Sans ce don reçu par la mère, l'enfant, l'adolescent et plus tard l'adulte ne sait pas ce qu'est recevoir de façon authentique. Pour Winnicott – à la différence de Klein – c'est la réponse de l'objet qui permet l'intégration de la pulsion et conditionne le mode de relation au monde. C'est la réponse de l'objet, et non le fantasme, qui détermine la qualité, bonne ou mauvaise, de l'objet.

Corrélativement, l'enfant accède à la capacité d'être seul. Cette capacité est basée sur l'expérience d'être seul en présence de quelqu'un.

L'état de solitude dont il s'agit est un état qui – paradoxalement – implique toujours la présence de quelqu'un d'autre.

C'est la capacité à parvenir à un état de non-intégration grâce à l'environnement protecteur : non-intégration où les expériences pulsionnelles vont être possibles.

Le processus est le suivant : le petit enfant est seul.

Il est devenu capable de parvenir à un état de non-intégration, un état où il n'y a pas d'orientation, ni nécessité d'être en réaction, l'équivalent de ce qui s'appellerait se détendre pour un adulte. Le terrain est prêt pour une expérience instinctuelle. Arrive une perception ou la pulsion ; elle sera ressentie comme réelle et constituera vraiment une expérience personnelle enrichissante. Les expériences d'intégration pulsionnelle de ce type fortifient le moi.

> Bébé vient de prendre son biberon ; sa faim est apaisée, il est dans un état momentanément relâché, « non intégré ». Il se laisse porter par les bras de sa mère ou par le matelas sur lequel il est couché ; quelque chose se passe alors dans son ventre qui éveille le besoin et l'envie d'émettre une selle. Il l'accepte ; c'est pour lui une expérience personnelle, spontanée. Elle engendre chez lui la sensation d'être réel et c'est d'autant plus enrichissant que la mère l'accueille comme un cadeau.

À l'étape suivante, l'individu devient capable de renoncer à la présence effective d'une mère ou d'un substitut maternel. Il est prêt à être sevré. Le sevrage, ce n'est pas seulement habituer un bébé à prendre des aliments nouveaux, à utiliser une tasse ou à se nourrir activement avec les mains. C'est un mouvement plus large que cela.

Le sevrage

Le sevrage comprend le processus progressif de la désillusion, qui fait partie de la tâche des parents. Le temps du sevrage correspond au moment où le bébé est capable de jouer à laisser tomber des objets, jeu caractéristique du nourrisson de 5-6 mois et qui peut se prolonger jusqu'à 12 ou 18 mois. Le temps du sevrage est celui du passage par la phase dépressive qui se situe dans la seconde moitié de la première année.

« La position dépressive {que Winnicott préfère appeler phase de sollicitude} est quelque chose d'absolument inhérent au développement de l'enfant humain, sauf qu'elle n'apparaît que lorsque le développement de l'enfant (l'individu) se passe bien, que l'intégration a été

complète et qu'une personne de l'environnement a fourni une relation continue[1]. »

La position dépressive est non seulement un stade normal du développement affectif de l'enfant, mais, même plus, c'est un aboutissement.

« L'expérience de culpabilité est une grande réussite du développement humain[2]. »

Sa réalisation « est un accomplissement du développement émotionnel sain… Elle dépend du développement du sentiment du temps, chez le tout-petit, de l'appréciation de la différence entre le fait et le fantasme et surtout de l'intégration de l'individu[3] ».

Si l'enfant traverse avec succès cette phase de sollicitude, la relation à deux, qui en est le trait caractéristique, peut s'installer paisiblement et, de là, la relation à trois et la relation aux autres.

---

1. Winnicott D.W., *De la pédiatrie à la psychanalyse*, Payot, 1969, « La position dépressive dans le développement affectif normal », p. 234 et suivantes.

2. *Ibid.*

3. *Ibid.*

Chapitre 8

Le « pot au noir »

Le « pot au noir[1] » est un terme que Winnicott emprunte à la navigation maritime et aérienne pour caractériser l'adolescence. C'est un moment d'agitation et de turbulence où le navigateur ne sait pas si le vent va tourner, si la bourrasque va s'installer, s'amplifier ou s'apaiser. Selon Winnicott, l'expression convient tout à fait pour caractériser cette période houleuse et incertaine de l'adolescence.

L'immaturité de l'adolescent

Pour Winnicott, l'un des atouts de l'adolescence est son immaturité ; ce n'est paradoxal qu'en apparence. Il s'agit d'une période de grande aspiration à l'indépendance, sans toutefois que le jeune en ait encore les moyens. Ses capacités d'illusion, donc de création, sont intactes, sa pensée est vivante et mobile ; pour ce psychanalyste, l'immaturité est un facteur essentiel de santé, qui repose sur la dépendance. Ainsi, au moment d'aborder et de traiter la question de l'acquisition de l'autonomie, c'est sur la dépendance que Winnicott insiste. Comme nous le savons, l'existence de la dépendance et la continuité des soins sont fondamentales dans l'enfance pour que s'installe une bonne santé psychique,

1. *De la pédiatrie à la psychanalyse*, *op. cit.*, p. 406.

c'est la même chose à l'adolescence. Le jeune qui grandit, qui a treize ans, quinze ans, dix-huit ou vingt ans, et même davantage, acquiert des capacités nouvelles, physiques, sexuelles, intellectuelles, émotionnelles ; il fait des expériences déstabilisantes ; il a besoin d'un *holding* ferme, bienveillant et de temps pour découvrir, intégrer ses pulsions, aménager ses systèmes de défense et élaborer une nouvelle manière de vivre avec les autres.

Il s'avance vers l'extérieur avec des forces en pleine expansion et il a besoin de sauvegarder une voie d'accès à la dépendance afin de pouvoir se replier en cas de difficulté, vivre des moments de désintégration partielle, se ressourcer, retrouver son unité et repartir à nouveau.

Winnicott rappelle ensuite cette évidence : l'indépendance à laquelle aspire l'adolescent n'est jamais totale car il a besoin de la société pour s'accomplir personnellement. Aussi indépendant qu'il veuille l'être, il a besoin des apports de l'environnement pour donner forme à sa vie interne et vivre ses pulsions. Il y a une nécessaire interaction entre l'indépendance et la culture, entre l'originalité et la tradition. De plus, il a besoin de la société pour se situer par rapport à elle et s'y confronter.

Fondamentalement positif, Winnicott affirme que l'immaturité joue « un rôle précieux » chez le jeune en devenir.

Ce que cet âge a de plus sacré, c'est son immaturité et son irresponsabilité.

Pourquoi cela ?

- Premièrement, l'adolescence ne dure que quelques années.

- Deuxièmement, c'est un privilège que chaque individu doit perdre en parvenant à la maturité.

Cela dit, l'adulte qui n'a pas vécu son adolescence n'est pas toujours prêt à accorder cette liberté à la génération montante. On observe même très fréquemment des réactions d'envie des parents à l'égard de leur progéniture adolescente – « À ton âge », disent-ils, « je ne pouvais pas faire tout ce que tu fais aujourd'hui, des études, du sport, des sorties, etc. »

L'immaturité de l'adolescent le rend vulnérable aux attaques internes et externes, mais paradoxalement, elle le protège aussi. L'adolescent a peur face à la scène du monde et face à lui-même. Il ne lui est pas encore possible d'assumer la responsabilité de la cruauté et de la souffrance que distille le monde ; mais cette incapacité même le protège contre son agressivité personnelle latente ; elle « le sauve de la réaction extrême »... Par exemple, le suicide.

L'immaturité de l'adolescent joue encore autrement. Il a la représentation et le désir d'une société idéale, c'est excitant et stimulant. Il est prêt à refaire le monde.

La société a besoin des exaltations de la pensée créatrice, de la fraîcheur et de la nouveauté des sentiments de l'adolescent, de ses idées de vie nouvelle. L'adolescence est une période de grande créativité et de forces vives qui ne demandent qu'à être utilisées.

L'adolescence est un processus naturel qui a besoin d'être vécu et expérimenté. Il n'y a pas à chercher de remèdes à ce bouillonnement. La solution, c'est le temps qui l'apporte.

Il n'est pas souhaitable qu'un jeune soit amené à devenir trop tôt et trop brutalement responsable car il perd sa spontanéité,

vieillit avant l'heure, et développe des attitudes réaction-
nelles néfastes. S'il s'agit d'un frère aîné, celui-ci peut développer un excès de sévérité et d'intransigeance à l'égard de
ses frères cadets. Il peut prendre le contre-pied des positions
parentales ou au contraire s'identifier à eux et plus tard faire
comme eux avec ses enfants. Il peut, au contraire, manifester de la révolte, du désintérêt ou du dégoût pour les
contraintes sociales nécessaires à la vie en société. Il peut
adopter des comportements antisociaux à l'opposé de ce que
l'on a voulu lui inculquer maladroitement. Il peut lors d'un
traumatisme se faire très exigeant, estimant qu'il a des
droits à faire valoir. Il peut encore – par réaction – développer du laxisme et de la passivité, se traduisant par une
baisse des résultats scolaires.

Si un adolescent se trouve soudainement amené à assumer
des responsabilités parce que les adultes, par un choix déli-
béré, lui délèguent les leurs, il n'y trouve pas son compte car
cela revient à le laisser tomber dans une période critique.

Dans ce cas, la créativité, l'imagination, l'agitation et les
luttes spécifiques à l'immaturité se trouvent reléguées au
second plan. C'est parce que l'adolescent n'est pas encore
mûr, pas encore figé dans des habitudes de penser rigides
qu'il peut créer, inventer, trouver des solutions, mais aussi
s'agiter, s'inquiéter. S'il est trop tôt responsable, l'entourage
barre la possibilité du travail de déploiement de l'imaginaire ; et l'élaboration des fantasmes ne peut s'accomplir,
d'où les suicides, les actes déviants, la maladie.

La révolte n'a plus de sens, or c'est un signe de santé, l'adolescent a besoin de sa révolte ; mais, s'il gagne trop facilement sur l'adulte qui a démissionné, il est pris à son propre

piège ; « *il ne peut que se transformer en dictateur* – nous explique Winnicott dans un langage puissant – *s'attendre à être tué – non par une nouvelle génération, celle de ses propres enfants, mais par ses frères et sœurs. Naturellement, il cherche à les maîtriser*[1] », et c'est la violence.

> C'est le problème de Timothée, enfant roi sans limites, qui fait sa propre loi dans sa classe où ses camarades le consultent du regard avant d'agir. Il accumulera les ennuis avec les professeurs et l'administration de son collège, jusqu'à son renvoi définitif, pour avoir commis des actes de violence, et menacé ses professeurs.

Finalement, dans la démission, personne ne trouve son compte !

Les besoins de l'adolescent

Il y a, à l'adolescence, alternance entre le besoin de dépendre et le besoin de défier. L'adolescent a besoin de provoquer pour peu que la sécurité lui soit acquise et assurée. Devant ce besoin de défi, les adultes sont mis en demeure de « faire face »… Mais le réel défi s'adresse à la partie de nous qui n'a pas vécu son adolescence !

> Mireille, dont le père exerce une profession libérale, se promène avec des collants troués et se fait poser des piercings bien visibles, au grand mécontentement de celui-ci qu'ainsi elle provoque… en toute sécurité. C'est ainsi qu'elle s'affirme. Cela va durer un certain temps jusqu'à ce qu'elle fasse le deuil de sa toute-puissance et qu'elle apprenne à marier besoin d'illusion et souci d'intégration de la réalité, compromis qui permet la réussite.

---

1. *Jeu et réalité, op. cit.*, Gallimard, p. 201.

Le besoin d'authenticité caractérise les adolescents ; ils sont implacables, refusent les compromis, les identifications aux parents, l'expérience d'autrui. Ils passent donc par des phases qui font penser à la houle du « pot au noir » et à l'incertitude du dénouement.

Ils ont besoin – comme les enfants – de se sentir réels, ou alors de ne rien sentir du tout. Ils vont s'enthousiasmer pour des causes et des idéaux qui les enflamment, ou au contraire se désintéresser totalement de ce que peut proposer la société.

Ils cherchent la guérison immédiate et en même temps en rejettent les remèdes. Ils veulent que tout s'arrange tout de suite, comme l'enfant qui, dans son désir de toute-puissance, tape du pied pour avoir plus vite ce qu'il désire. Les remèdes, y compris ceux qui visent à modifier la société, nécessitent généralement du temps !

Les adolescents ne veulent pas être compris mais entendus. Si l'on cherche à les comprendre et que l'on s'approche trop près de leur noyau secret, ils s'insurgent vivement. Ils ne supportent pas l'ingérence de l'autre, mais ont en même temps envie d'apprendre et de connaître.

L'adolescence est, par excellence, l'âge du paradoxe et le propre du paradoxe c'est, nous dit Winnicott, qu'il n'a pas à être résolu.

Un adolescent sans son environnement, ça n'existe pas

L'adolescence est la période où l'environnement prend toute son importance.

En paraphrasant Winnicott selon qui « *un nourrisson ça n'existe pas* », on pourrait écrire « un adolescent, ça n'existe pas ». Ce qui existe c'est un adolescent avec son environnement. Tel adolescent a une mère possessive, tel autre un père tyrannique, tel autre s'occupe de ses frères et sœurs, etc.

L'environnement fait partie de l'adolescent et pourtant, affirme Winnicott, d'une manière qui surprend au premier abord, l'adolescent est essentiellement isolé.

Ce n'est paradoxal qu'à première vue. Les jeunes adolescents sont – selon lui – des isolés réunis ensemble, qui tentent de résoudre par différents moyens – notamment l'appartenance à des bandes – leurs difficultés à vivre dans le monde actuel. Ils se trouvent des modèles, des leaders auxquels ils veulent ressembler ; ils s'agglutinent en formant des sortes d'essaims, tirant leur force de l'existence du groupe.

Les comportements d'imitation – du type piercing – ont une visée intégrative.

Les tentatives de suicide, les comportements antisociaux, les déviations, ces manifestations appartiennent au groupe tout entier car les membres utilisent les extrêmes pour se sentir authentiques dans leur lutte pour traverser cette période, celle du pot au noir.

Les amitiés, que Winnicott range parmi les phénomènes transitionnels, sont prépondérantes à cette période.

Julie, Albane et Lucie, trois élèves de troisième, sont insé-parables. Lorsqu'un professeur en convoque une à la fin du cours, il s'étonne de les voir arriver toutes les trois. Il insiste pour s'entretenir avec l'une d'elles, mais à la fin de l'entretien, il entend son élève faire aux deux autres un compte rendu détaillé de tout ce qui s'est dit, pressée par les questions de ses amies.

Ainsi, l'amitié qui lie les trois jeunes filles revêt la même intensité que la relation entre le tout-petit et son doudou.

La maturité sexuelle

Maturité physique ne veut pas dire maturité sexuelle. Ce n'est pas parce que les adolescents ont des rapports sexuels qu'ils sont matures. La sexualité apparaît avant l'aptitude à l'utiliser.

La maturité sexuelle inclut tous les fantasmes sexuels inconscients. Ce dont l'individu a absolument besoin, c'est d'être capable d'accepter tout ce qui lui vient à l'esprit à propos du choix du partenaire, de la satisfaction sexuelle et des ébats sexuels ; c'est-à-dire de ne pas réprimer les images et pulsions ressenties, mais d'accepter qu'elles existent.

Elle suppose la capacité de découvrir en soi l'équilibre entre le bien et le mal, d'intégrer que la haine et la destruction vont de pair avec l'amour et que la pulsion comporte une dimension agressive fantasmatique, mordre, déchirer, arracher, percer, maîtriser… Et en même temps, il convient d'acquérir la capacité à supporter l'agressivité et le sentiment de culpabilité inhérents à la relation avec l'objet sexuel élu.

Marion et Cyrille, tous deux âgés de 16 ans, sont ensemble depuis quelques mois. Poussés par leurs pulsions, ils commencent à découvrir plus intimement leurs corps respectifs. Marion a expliqué à son ami qu'elle ne voulait pas aller trop vite dans cette exploration et pourtant elle

> aurait envie de le mordre. Cyrille a tendance à être trop
> rapide et même un peu brutal. Tous deux sentent bien en
> eux la proximité entre leur désir sexuel et l'agressivité.

Ainsi Marion et Cyrille découvrent-ils ensemble la sexualité, à leur rythme, et apprennent à maîtriser leurs pulsions, portés par une réelle envie de respecter l'autre – la phase de sollicitude a bien été intégrée chez eux.

L'adolescence, une période de réactualisation

Grandir c'est édifier le présent sur le socle du passé.

On retrouve les mêmes problèmes pendant la puberté que dans les premiers stades de la vie.

La grande différence entre ces deux périodes, c'est que ce qui se passait chez des bambins de trois ans survient à présent chez des jeunes proches de leur maturité. L'adolescent aborde la puberté, nous dit Winnicott, avec des résidus de la cruauté du nourrisson impitoyable d'avant la sollicitude, c'est-à-dire sans culpabilité qui le freine, sans conscience de l'altérité. Il faut compter aussi avec des schèmes préétablis – mis en place lorsqu'ils étaient enfants, ou nourrissons – et pour une grande part inconscients, mais totalement actifs. Lorsque les adolescents apprennent les leçons qu'ils auraient dû apprendre pendant l'enfance, cela s'avère plus difficile pour eux. Ainsi la problématique de l'illusion de la toute-puissance et de sa chute – si elle n'a pas été suffisamment bien solutionnée – peut-elle être à l'origine de catastrophes, d'échecs à retardement et de comportements antisociaux. Il en est de même de la gestion des pulsions.

C'est ainsi que le complexe d'Œdipe se rejoue avec vigueur à l'adolescence, au sortir de la période de latence.

Il est important que la traversée de la phase dépressive – qui vient couronner l'accès à la capacité à se sentir responsable de ses actes – ait pu déboucher sur la sollicitude, faute de quoi un travail de deuil, équivalent au sevrage, aura à s'effectuer.

> Jean-Claude, 16 ans, entretient une relation passionnelle avec sa mère, lui exprimant son amour d'enfant gâté par des exigences violentes et réitérées. Incapable d'endosser la responsabilité de ses actes, il ne cesse de dire que « c'est de sa faute à elle ».
>
> Lorsque sa mère meurt, Jean-Claude n'a pas atteint la capacité à exprimer de la sollicitude et de la gratitude à son égard. Il est effondré, se sent coupable, abandonné et il vit le douloureux sevrage qu'il n'a jamais vécu ni intégré, en tant que tout-petit. Il a 16 ans mais sa douleur, qui le laisse démuni, est celle d'un enfant de 2 ans.

Ce qui se rejoue avec acuité, c'est la problématique du changement. Les modifications corporelles, au premier chef, suscitent de l'angoisse, de l'inquiétude et en même temps de la fierté. Les transformations du corps avec l'apparition des caractères sexuels secondaires engendrent des questionnements sur l'identité, le devenir sexuel.

La déstabilisation peut être si importante que cela peut aller jusqu'à des éprouvés de dépersonnalisation, des sentiments d'étrangeté si, dans la première enfance, l'entourage n'a pas su aller au-devant des besoins physiques et psychiques du bébé pour l'aider à habiter l'espace de son corps.

Des ruptures de continuité vécues par un enfant peuvent ressurgir et manifester leurs effets à l'adolescence.

> Hubert, né de parents africains, a fait à l'âge de quelques mois l'objet de plusieurs placements ; à 6 ans sa mère le reprend, mais pour peu de temps ; elle repart en promettant de revenir... Avec un sac de riz.
>
> La rupture est brutale, elle ne revient pas. Hubert est alors confié à la DASS.
>
> Ainsi, cet enfant qui a vécu plusieurs expériences d'abandon à des âges divers a constitué son espace psychique comme des blocs de réalité sans communication entre eux, ce qui l'amène, jeune adulte, à faire une demande de thérapie. Lorsqu'il est dans une « réalité », par exemple celle de son travail, tout se passe pour lui comme si les autres réalités, comme celle constituée par les amis, n'existaient plus ; et il en souffre. Il peut oublier d'importants rendez-vous ; il lui est impossible d'être à l'heure ; il n'a pas la mémoire des visages, ni celle des lieux ; il peut donc se perdre. Il ne peut pas non plus anticiper les réactions émotionnelles de son amie et en tenir compte.

La défaillance de l'objet externe a été trop importante dans son enfance pour qu'un objet interne stable et permanent ait pu se constituer pour lui, et cela se réactualise de manière vive, à l'adolescence, ce qui entraîne une distorsion dans son rapport au monde.

Adolescence et tendances antisociales

Agressivité et tendance antisociale ne relèvent pas du même registre, même si une tendance antisociale peut se manifester par des comportements agressifs. Comme nous allons le voir, l'origine en est différente.

L'agressivité est inhérente à l'humain ; elle est présente aussi bien dans l'amour que dans la haine. C'est elle qui pousse à entrer en relation avec l'autre. Il y a proximité entre

spontanéité et agressivité. À l'adolescence, c'est particulièrement repérable car le jeune dispose d'une force physique
que n'avait pas l'enfant. « Tu es violemment tendre », disait
un thérapeute à l'une des patientes de son groupe. « Ne
m'embrasse pas si fort, tu me fais mal », protestait telle mère
s'adressant à son adolescente.

Les turbulences vécues par l'enfant se rejouent vivement
chez l'adolescent qui pour affirmer son identité, son individualité, sa force, sa puissance (comme le fait le tout-petit)
ou pour mettre les codes familiaux et sociaux à l'épreuve se
heurte à son entourage comptant bien sur le fait que celui-ci
va tenir, et même plus, tenir sans adresser de représailles.

Si le développement de l'enfant s'est bien passé, l'adolescent
a déjà accédé à la position dépressive que Winnicott préfère
appeler phase de sollicitude pour mettre l'accent à la fois sur
sa normalité et sur le fait que la personne se sent concernée
par les conséquences de ses actes. Le jeune a acquis la capacité à se sentir coupable, qui est une acquisition essentielle
de l'humain. Il se sent responsable, triste et désire réparer
l'objet abîmé par sa violence pulsionnelle.

Face à la destructivité normale, il y a une destructivité
pathologique qui vient plus tardivement que la destructivité primaire : c'est une destructivité agie ; les exemples
abondent, comme le feu aux poubelles du quartier, les tags
sur les habitations, les vitrines brisées ou les voitures
vandalisées ! Elle est le signe que la destructivité n'a pas été
intégrée dans la personnalité, qu'elle reste clivée, dissociée ;
l'union des pulsions érotiques et destructrices envers le
même objet, et en même temps, n'a pas eu lieu.

Il n'y a pas de véritable mise en place de l'altérité sans ce passage par la tristesse, la culpabilité et la sollicitude[1] qui engendre le désir de réparation. Cette attitude aimante va de pair avec la capacité à donner, la capacité à recevoir et l'accès à la moralité. Cette tâche d'aménagement de « notre » monde intérieur durera toute « notre » vie.

À la racine des comportements antisociaux, on trouve toujours quelque chose d'autre que la simple agressivité qui est inhérente à l'humain et qui est saine ; il y a une déprivation.

C'est surtout grâce à John Bowlby – écrit Winnicott – qu'on admet généralement maintenant qu'il y a une relation entre la tendance antisociale chez les individus et la déprivation affective à la fin de la première année et au cours de la deuxième année – c'est-à-dire dans la période de dépendance relative.

Il semble utile de revenir sur la question de la déprivation au moment d'entrer dans le vif des comportements antisociaux.

Derrière la tendance antisociale se tient toujours la déprivation avec ses conséquences, le marasme, la détresse ou la dépression.

Qu'est-ce que la déprivation ?

Tout d'abord sachons qu'un enfant peut être déprivé bien qu'il ait un bon foyer car le développement affectif ne s'effectue jamais sans des difficultés plus ou moins grandes.

---

1. Winnicott D.W., *Déprivation et délinquance*, Payot, 1994, p. 120, ch. XI « Élaboration de la capacité de sollicitude ».

L'enfant et l'adolescent peuvent, par exemple, réclamer des « dommages et intérêts » à leur père et mère car ils se sentent privés de leur amour à la naissance d'un petit frère ou d'une petite sœur. Cela peut même perdurer chez les adultes et donner lieu à d'interminables conflits au moment du partage de l'héritage familial, par exemple.

Winnicott établit la différence entre privation et déprivation.

La privation c'est la défaillance de l'environnement telle que l'abandon ou la mort de la mère, dans les premiers temps de la vie du bébé, dans la période de dépendance absolue, avant 3-4 mois.

La déprivation, c'est la défaillance qui survient dans la relation à la mère dans la période de dépendance relative entre 3-4 mois et 18 mois-2ans, lorsque le bébé a commencé à avoir conscience de l'entourage et à situer la faille comme provenant de l'extérieur.

Winnicott considère qu'il y a deux sortes de déprivations ; l'une est à mettre en relation avec la perte de l'objet – la mère interne –, l'autre avec la perte du cadre. La première renverrait à la perte de la mère, la seconde à la perte du père, et Winnicott précise : du « *père paternel* et *pas du père-qui-remplace-la-mère*[1] ».

Dans la déprivation :

« Il y a eu une perte de quelque chose de bon, qui a été positif dans l'expérience de l'enfant jusqu'à une certaine date, et qui lui a été

---

1. Winnicott D.W., *La crainte de l'effondrement et autres situations cliniques*, Gallimard, 2000, p. 23.

retiré... La déprivation couvre à la fois le précoce et le tardif, à la fois le coup d'aiguille du traumatisme et l'état traumatique durable[1]. »

La déprivation a des effets à long terme ; ce qui a été vécu dans l'enfance a des répercussions sur toute la vie. Les effets d'après-coup sont prédominants.

C'est l'objet interne qui est perdu et sa disparition fait naître le désespoir. Ayant perdu son objet interne, l'enfant déprivé est inconsolable.

Il ne joue plus ; son objet transitionnel n'opère plus. Il a perdu la capacité à s'illusionner sur le monde et à croire qu'il peut le changer, le recréer.

Il a sans doute aussi perdu sa capacité de s'intéresser à l'autre.

L'adolescent qui revit cette déprivation s'ennuie. Il ne sait pas jouer, au sens de *playing*, prendre du plaisir. Le jeu devient une drogue ; certains adolescents deviennent accros à l'ordinateur, aux jeux vidéo, etc.

Les enfants et les ados qui ont souffert d'une déception trop grande ou trop soudaine se trouvent généralement forcés d'agir sans savoir pourquoi, d'être sales, de refuser de déféquer au bon moment, de crayonner la tapisserie sur le mur, de faire des colères, et plus tard, de s'adonner à au vandalisme. Ce sont les observations qu'avait faites Winnicott à propos des jeunes enfants séparés de leurs parents pendant la Seconde Guerre mondiale.

---

1. *Déprivation et délinquance, op. cit.*, p. 150.

La gloutonnerie est l'un des premiers signes de la tendance antisociale. L'enfant glouton cherche de manière compulsive à « *se guérir de sa mère qui a causé la déprivation* ». « *Cette gloutonnerie est antisociale, c'est le précurseur du vol, et la mère peut y répondre et la guérir* par *son adaptation thérapeutique si facilement prise pour de la gâterie*[1]. »

L'obésité qui peut en découler chez l'adolescent aggrave le problème, car à la détérioration de son image viennent s'ajouter les transformations inévitables, plus ou moins bien acceptées, de la puberté, la pilosité, la mue de la voix, l'apparition des seins, la disparition de l'ambiguïté garçon/fille, soulagement, motif de fierté pour l'un, drame pour l'autre.

La façon dont sont vécues ces transformations dépend pour beaucoup de l'entourage et des expériences passées et actuelles qui ont été engrammées et dont les effets se font sentir à retardement.

Nature de la tendance antisociale

Il y a toujours deux aspects dans la tendance antisociale…

L'un est représenté de façon typique par le vol – avec le mensonge qui lui est associé – et l'autre par le penchant à détruire, les heurts, l'incontinence et tout ce qui fait des saletés, la recherche de l'objet d'un côté et la destruction de l'autre.

Winnicott nous apprend que ce n'est pas l'objet qu'il dérobe que cherche le voleur. Il cherche beaucoup plus ; en fait il cherche à se guérir des effets de la déprivation, vécue

---

1. *Déprivation et délinquance, op. cit.*, p. 154.

précocement. Il cherche sa mère, dont il a le droit de prendre la douceur et l'amour, tout comme lorsqu'il était bébé, ou âgé d'un an ou deux ; seulement il ne le sait pas.

L'absence d'espoir est un trait essentiel de la déprivation, le vol est sous-tendu par un mouvement d'espoir ; Winnicott place dans la même catégorie la compulsion à faire des achats !

Quant à celui qui détruit, il cherche en fait à renouer le contact avec sa mère perdue, sur le mode de l'amour primaire impitoyable qui inclut la destructivité.

L'association des deux tendances, la compulsion libidinale qui pousse au vol et la compulsion agressive qui pousse à la destruction, représente une tendance vers l'autoguérison, c'est-à-dire vers la guérison de la désunion des instincts.

Winnicott pense que le fait que l'adolescent associe le vol à la destruction est plutôt bon signe, car cela veut dire que le mouvement qui pousse à voler, à s'approprier un objet s'accompagne du sentiment qu'« il y a là quelque chose de bon... À ne pas détruire » ; c'est sans doute un chemin vers l'union des pulsions libidinales et agressives.

Cela dit, Winnicott, plein de bon sens, reconnaît que la désagréable surprise d'avoir sa bicyclette volée n'est pas compensée par le fait de savoir que le voleur cherchait inconsciemment sa mère ! C'est une chose très différente. Les parents, nous dit-il, ont à comprendre qu'il est nécessaire de « guérir » le vol à ses débuts pour que l'enfant ne devienne pas plus tard un « *vrai voleur*[1] ».

---

1. *Ibid.*, p. 150.

Winnicott, s'adressant aux magistrats comme aux éducateurs, leur dit qu'il est important de ne pas se désintéresser
des motivations inconscientes ; elles sont à reconnaître
comme des fantasmes. Par ailleurs une position sentimen-
tale d'excuse – « ce n'est pas de sa faute avec de tels
parents » – n'est d'aucun secours. Elle camoufle l'agressivité
de celui qui l'adopte et elle déresponsabilise celui en faveur
de qui elle est adoptée.

La tendance antisociale, une tentative de guérison

Il y a dans la tendance antisociale un élément spécifique qui
force l'environnement à se manifester. L'enfant qui vole ou
casse cherche un cadre stable ; il oblige quelqu'un, par des
pulsions inconscientes, à le prendre en main.

> Winnicott nous donne l'exemple tout à fait illustratif d'un
> enfant de 9 ans, fugueur et antisocial, « adorable mais fou à
> lier » qu'il prit chez lui pendant trois mois, pensant le traiter.
>
> Le récit partiel qu'il fait de cette expérience est très saisis-
> sant car l'auteur montre sa manière de procéder. Lorsque
> l'enfant était en crise il le mettait dehors, devant la porte,
> *manu militari*, quels que soient l'heure ou le temps, de jour
> comme de nuit ; une fois calmé, le garçon pouvait sonner
> – il y avait une sonnette spéciale –, Winnicott lui ouvrait la
> porte et il était entendu que l'affaire était close.

Ce qui était important, c'est qu'avant de le mettre à la
porte, à chaque fois il lui parlait : « *Je disais que tout ce qui
était arrivé avait suscité en moi de la haine à son égard*[1]. » Cela le

---

1. Winnicott D.W., *De la pédiatrie à la psychanalyse*, Payot, 1969, p. 79.

soulageait, lui ; mais, surtout, c'était essentiel pour le jeune qui souvent ne peut croire qu'il est aimé qu'après avoir fait l'expérience d'avoir été haï. Il a besoin d'être convaincu de la sincérité des sentiments de l'autre.

La caractéristique la plus évidente de l'enfant antisocial est qu'il gêne, il dérange ; mais Winnicott l'envisage aussi comme un trait favorable qui vient signaler l'apparition d'une possibilité nouvelle d'établissement ou de ré-établissement de l'union des pulsions libidinales et de la motricité qui avait été perdue. C'est cela la voie de la guérison, mais il faut tenir[1].

En raison de cette quête, l'enfant provoque des réactions vives du milieu. Tout se passe comme s'il cherchait un cadre toujours plus vaste. Le premier exemple de contenant que donne Winnicott est celui d'un cercle constitué par les bras de la mère ou le corps de la mère ; ce cercle va en s'élargissant et dans la série, bras de la mère, relation parentale, famille, vient la localité avec ses postes de police, et, à l'extrême, le pays avec ses lois.

L'adolescent antisocial veut faire en sorte que le monde réédifie le cadre qui a été brisé ; il veut restaurer l'environnement bénéfique du début qui lui permettait de s'illusionner et de croire qu'il était le créateur du monde. « *C'est la quête d'un environnement perdu, d'une attitude humaine, qui, parce qu'on peut s'y fier, donne à l'individu la liberté de bouger, d'agir et de s'exciter*[2]. »

---

1. *Ibid.*, p. 152.
2. *Ibid.*, p. 296.

Cela peut aussi donner des adolescents qui sont sans cesse obligés de repartir de zéro, ce qui empêche les constructions stables.

> Vincent, à 17 ans, n'a de cesse de changer de loisirs. Cours de guitare, puis de basse, cours de dessin, de théâtre, de tennis... Il essaie tout sans jamais aller jusqu'au bout. « Lorsque je commence un nouveau cours », dit-il, « je trouve ça génial ; mais au bout d'un moment j'en ai marre, alors je laisse tomber... Je fais pareil avec les filles ! »

Ses parents lui offrent « tout ce qu'il veut », alors Vincent, sans limites, essaie tout. Il s'enthousiasme au début car il retrouve l'illusion de la toute-puissance. La désillusion bénéfique n'a pas fait son office. Tout se passe comme si – inconsciemment – il cherchait à faire exister à nouveau un passé révolu, à jamais perdu, ce temps qui précède la découverte de la réalité, ce temps d'avant le sevrage d'avec la mère.

Dans le moment d'espoir[1], l'enfant perçoit une nouvelle situation qui lui semble fiable en même temps qu'il ressent une pulsion que Winnicott appelle la quête de l'objet et qui pourra peut-être aboutir au vol.

---

1. Winnicott D.W., *La crainte de l'effondrement et autres situations cliniques*, Payot, 2000, p. 22. « Il est tout à fait possible », écrit Winnicott, « que j'aie pris quelque part mon idée sur la tendance anti-sociale et l'espoir, qui est une idée originale et qui s'est avérée si importante pour ma pratique clinique. Je ne sais jamais ce que je prends en feuilletant Ferenczi ou en jetant un coup d'œil sur une note, au bas d'une page de Freud. »

Il tend la main, en arrière pourrait-on dire, vers le passé, vers l'objet perdu en deçà du territoire de la déprivation.

- Puis, reconnaissant le fait qu'il va devenir cruel, en conséquence, il ameute le milieu immédiat pour que celui-ci soit vigilant et s'organise afin de tolérer la gêne. Tout se passe comme s'il proclamait « attention, faites gaffe ! J'y vais ! ».

- Des conditions favorables peuvent permettre qu'avec le temps, l'adolescent trouve une personne à aimer au lieu de poursuivre sa quête en jetant son dévolu sur des substituts de l'objet dont la valeur symbolique est perdue.

Au stade suivant, il faut que l'adolescent soit capable de ressentir le désespoir dans une relation et pas seulement l'espoir. C'est au-delà de ce stade que se trouve la véritable possibilité de vie pour lui. C'est alors qu'en même temps que la sollicitude, il accède à la possibilité d'aimer qui en découle.

Chapitre 9

« J'étais ce que l'autre voulait que je sois »

Le concept de self fait son apparition chez Winnicott en 1945 lorsqu'il postule un état de non-intégration primaire, qui, pense-t-il, pourrait être assimilé à l'état du self potentiel de l'*infans*.

Le concept de faux self, qu'il invente et associe à celui de vrai self, apparaît plus tard, en 1949.

Sa conception du self est difficile à cerner parce qu'elle évolue dans le temps ; d'autre part, ce concept est très proche de ceux de moi et de psyché avec lesquels il se confond parfois. On traduit souvent *Self* par « soi » ; il semble pourtant préférable de garder le terme de self avec sa spécificité et son originalité.

Jusqu'à la fin de sa vie Winnicott a réfléchi à la meilleure façon de définir ce terme ; ainsi un an avant sa mort, dans une lettre adressée à sa traductrice il précise : « *Pour moi le self, qui n'est pas le moi, est la personne qui est moi qui n'est que moi*[1]. »

---

1. Cité par Lehmann J.-P. dans *La clinique analytique de Winnicott. De la position dépressive aux états-limites*, Erès, 2003, p. 149.

Dans cette définition, le terme « moi » est utilisé dans deux sens différents ; dans sa première occurrence le moi c'est l'ego latin, dans la seconde, moi, c'est *me*, la personne.

Le self

Le self diffère du moi de la théorie analytique, du fait qu'il se rapporte au sujet tel qu'il se ressent, tel qu'il se vit alors que le moi se rapporte à la personnalité en tant que structure, à propos de laquelle on peut faire des généralisations impersonnelles.

Il s'en écarte aussi du fait que, à la différence du moi, il ne contient pas de parties refoulées inconscientes.

Le self, c'est l'expression du : « Je suis », « Je suis en vie », « Je suis moi-même ». À partir de cette position tout devient créatif. C'est la créativité qui permet de postuler l'existence du self.

Le self est ce noyau de l'être qui doit rester inviolé, à l'abri des intrusions de l'extérieur ; c'est un état d'intégration spatio-temporelle donnant le sentiment d'une unité et non d'éléments dissociés ou épars.

Voici un diagramme illustrant la conception du self par un tout-petit.

Un enfant de deux ans crayonne sur une feuille de papier. Tout à coup deux traits se rejoignent et font jaillir, du gribouillis informe, une sphère ; il y a apparition d'une forme fermée avec une membrane limitante, comme une peau venant suggérer l'idée d'un dedans et d'un dehors ; l'enfant pose le doigt dessus et dit « chat », c'est une première évocation du self.

Dedans   Dehors

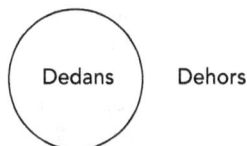

Ce processus est à l'origine de la conception du moi et du non-moi qui apparaîtra plus tardivement dans la théorie de Winnicott.

On constate que la peau, interface entre le dedans et le dehors, est importante dans le processus de localisation du self dans le corps. La façon dont la mère s'occupe de la peau de son bébé contribue à l'intégration de son self ainsi qu'à son bien-être. Rien d'étonnant à ce qu'un mal-être se manifeste par l'apparition d'un eczéma.

Constitution du self

Le self est potentiel, il lui faut se développer pour être. Les processus qui interviennent pour émerger de l'état de non-intégration primaire sont l'intégration, la personnalisation et la réalisation soutenue par l'attitude de la mère.

Le self existe avant la naissance. La façon dont il se constitue dépend de la créativité du nourrisson, des soins apportés par sa mère mais aussi par l'environnement.

> Guillaume, prématuré de six mois, pesait alors 1,3 kg. Placé en couveuse pendant quatre mois et les trois mois suivants en « petit lit chaud », il a ainsi vécu les sept premiers mois de sa vie dans l'univers hospitalier. Son horizon s'est trouvé limité, les quatre premiers mois qui ont suivi sa naissance, par les bords de « l'isolette/bulle ». Je

ne m'attarderai pas sur la description des troubles qu'il
présentait à l'âge de huit ans, quand il me fut adressé
pour une psychothérapie, pour signaler seulement qu'il
ne se laissait pas approcher et qu'il était inaccessible à la
tendresse, fondement des relations humaines. Son père
m'a alors expliqué que, lorsqu'il s'approchait de son fils,
l'enfant levait le bras pour se protéger comme s'il s'atten-
dait à être battu ; « mais on ne le bat pas ! » ajoutait-il,
ulcéré.

Cette remarque faite par le père, corroborée par d'autres
faits survenus au cours de la psychothérapie de ce jeune
garçon, laisse à penser, à la lumière des thèses de Winnicott,
que la limite en deçà de laquelle Guillaume ne se sent –
encore actuellement – plus en sécurité correspond à la frontière dedans/dehors délimitée par la couveuse. Le sentiment
d'effraction que ressent Guillaume semble indiquer que
c'est comme s'il avait intégré la couveuse dans son self.

L'expérience des fonctions, des sensations cutanées, et de
l'érotisme musculaire facilite la localisation du self dans le
corps. C'est une conquête. Il y a autant de self que de fonctions partielles ; ils ont à s'unir pour former un self central.

Cette intégration du self s'effectue graduellement ; les
éléments dispersés se rassemblent.

Dans ce rassemblement du self, deux facteurs interviennent : d'un côté l'expérience personnelle de vivre, de l'autre
les soins de l'entourage. Si c'est l'expérience personnelle qui
domine, le rassemblement du self peut prendre le caractère
d'un acte d'hostilité à l'égard du non-moi. C'est la source
d'une tendance paranoïde : l'enfant en attente de persécution est celui qui s'attend à ce que le médecin qui l'ausculte

lui fasse mal. Si, au contraire, dominent les soins de l'entourage, il n'y a pas d'attente de la persécution ; l'enfant est confiant, détendu et se laisse soigner aisément. Dans ce second cas peut s'installer une dépendance irrévocable et de la naïveté. Attente de la persécution et tendance à la naïveté sont deux tendances extrêmes que l'on peut retrouver chez l'adulte, soit trop méfiant, soit trop confiant.

Quant à l'isolement du self central par rapport à l'extérieur, c'est une caractéristique de la santé. Chez un enfant en bonne santé, les limites de la psyché, du self sont aussi celles du corps. Mais le self et le corps ne sont pas superposés de façon inhérente.

C'est sans doute le cas de Guillaume qui, nu dans sa couveuse chauffée, n'a pas intégré l'expérience des limites de son corps pendant les premiers mois de sa vie.

Les enfants se passionnent pour les histoires de fantômes, ou de « cape magique invisible » venant dissimuler le héros au regard de l'ennemi, comme dans *Harry Potter*. Cet imaginaire vient accréditer l'idée que l'adéquation self/corps n'est pas évidente et que, de plus, elle vient croiser celle de la toute-puissance.

En contrepoint, on peut évoquer ici les vécus d'expériences de sorties hors corps faites dans des moments critiques où l'ancrage de la psyché dans le corps est précaire comme aux abords de la mort, lors d'accidents graves ou d'extase chez les mystiques, ou lors de prises de drogue.

La façon dont la mère et l'entourage accueillent un bébé joue un rôle essentiel dans la constitution du self. Si le nouveau-né vient au mode avec une anomalie, s'il est accepté tel qu'il est, avec son handicap, ce qu'il est, c'est la norme ; Winnicott observe ainsi qu'un self sain et une anomalie physique peuvent cohabiter chez un enfant[1].

« Le self, le sentiment que l'enfant en a et l'organisation de son moi peuvent tous être intacts parce qu'ils reposent sur la base d'un corps qui était normal pour l'enfant au cours de la période formative[2]. »

> Ainsi, Florence, née avec un moignon à la place du bras droit, n'a pas eu conscience de sa différence jusqu'à son entrée à l'école ; elle était bien installée dans son corps, habile d'une seule main, aimée et regardée comme normale. Elle n'éprouvait pas le sentiment d'un manque. Elle s'est constitue un self sain, que l'effet miroir engendré par l'école – vers l'âge de six ans – est secondairement venu mettre à l'épreuve, sans entamer, toutefois, le sentiment de son unité.

Ajoutons encore que si le self primitif est allé assez loin dans son développement, il peut ne pas être dérangé par l'émergence des pulsions ; il peut au contraire s'en enrichir.

Les compagnons imaginaires de l'enfance ne sont pas de simples fantasmes ; ce sont des *selves* primitifs, magiques qui se sont constitués comme défenses ; ils apparaissent dans la première enfance lorsque l'environnement a échoué à s'adapter aux besoins du tout-petit.

Face à un empiètement de la mère ou aux échecs des soins apportés, la meilleure défense que l'*infans* a à sa disposition est la constitution d'un faux self.

---

1. Winnicott D.W., *La crainte de l'effondrement*, Gallimard, 2000, p. 276.
2. Winnicott, *Le corps et le self*, in NRF - Gallimard, n° 3, printemps 1971, p. 46 et 47. Texte repris dans Winnicott D.W., *La crainte de l'effondrement*, *op. cit.*

Vrai self et faux self

Vrai self et faux self définissent deux modes de relation d'objet qui ont à voir avec la réussite ou l'échec de la mère à aller au-devant des besoins et des désirs de son enfant.

Le vrai self

Le vrai self se caractérise par la spontanéité.

Au stade le plus primitif, le vrai self est la position théorique d'où provient le geste spontané (les mouvements du fœtus par exemple) et d'où viendra plus tard l'idée personnelle. Il n'est pas beaucoup plus que la somme de la vie sensori-motrice.

« *Le vrai self provient de la vie des tissus corporels et du libre jeu des fonctions du corps, y compris celui du cœur et de la respiration. Il est étroitement lié à l'idée du processus primaire*[1]. »

« *Le vrai self apparaît dès qu'il existe une quelconque organisation mentale et il n'est pas beaucoup plus que la somme de la vie sensori-motrice*[2]. »

Au stade des premières relations avec la mère, Winnicott relie la cohésion des différents éléments sensori-moteurs au comportement de celle-ci. Une mère suffisamment bonne permet l'instauration du vrai self chez son nourrisson car elle rend effective sa toute-puissance. C'est la réponse de celle-ci qui rend réel le geste spontané du bébé. Celui-ci tend la main vers le hochet accroché en haut du berceau, en réponse sa mère l'agite, le tout-petit jubile ; son sentiment

---

1. Winnicott D.W., *Processus de maturation chez l'enfant*, Payot, 1970, p. 125.
2. *Ibid.*, p. 125.

de toute-puissance se trouve conforté, son self intègre l'expérience et s'en enrichit, en même temps que diminue le clivage monde interne/monde externe. C'est la répétition de ce type d'expériences qui engendre la constitution d'un vrai self.

Seul le vrai self peut être créateur, seul le vrai self peut être ressenti comme réel. C'est lui qui donne à la personne le sentiment d'exister et que la vie vaut la peine d'être vécue.

La théorie winnicottienne fait place à l'imprévu comme source d'enrichissement. Lorsque surviennent des excitations en provenance de l'environnement, si le développement du vrai self n'a pas été interrompu gravement il en résulte un accroissement du sentiment d'être réel.

Si un vrai self se développe, le nourrisson en arrive à pouvoir réagir à un stimulus interne ou externe, sans traumatisme, en gardant un sentiment d'omnipotence.

Le faux self

La soumission est la caractéristique principale de la personne qui a un faux self, et l'imitation, une spécialité.

> Winnicott note une manifestation de l'installation d'un faux self chez la petite Piggle, alors âgée de trois ans. Au cours d'un entretien avec la mère, celle-ci raconte à Winnicott que Piggle n'est pas elle-même, qu'en fait elle refuse d'être elle-même et qu'elle le dit… « Je suis la maman, je suis le bébé. » Et la mère d'ajouter : « Elle s'était mise à jacasser d'une voix de fausset[1] qui n'était pas la sienne. Quand elle parlait sérieusement, sa voix était bien plus grave. »

---

1. Winnicott D.W., *La Petite « Piggle », Traitement psychanalytique d'une petite fille*, Payot, 2000, p. 30 et 63.

Mettons cette séquence en regard de ce qui se passe, un peu plus tard, au cours de la psychothérapie ; Winnicott relève l'évolution de l'enfant vers un vrai self mouvement qu'il met en relation avec l'identification de l'enfant à son père. Après avoir parlé avec maniérisme, d'une voix artificielle, Piggle se met à chantonner avec sa voix habituelle, reconnaissable, ce que Winnicott souligne (interprète) en lui disant « ça a à voir avec papa ».

Winnicott considère que si Piggle quitte son maniérisme pour retrouver sa spontanéité c'est qu'elle prend appui sur son père, en position de tiers, pour sortir de sa position défensive, hostile et coléreuse à l'égard de sa mère qui lui a fait une petite sœur avec son père.

Fabriquer un faux self, c'est s'efforcer, consciemment ou non, d'être autre, pour répondre au désir de l'autre, en l'occurrence l'Autre maternel.

Il y a un point de bascule entre l'acceptation du compromis et la soumission au désir de l'autre.

« Enfant, j'étais ce que l'autre voulait que je sois, alors je me suis réfugié dans l'abstrait », constate Max avec tristesse. Quitter son noyau pour le mettre à l'abri de l'intrusion peut être une démarche de salut pour celui qui se sent en danger d'aliénation.

Au tout début de la vie, lorsque domine la dépendance, s'il y a empiètement de l'environnement, le nourrisson ne peut pas réagir par la rage ou la dépression qui sont des techniques défensives qui appartiennent à un stade plus tardif du développement ; il y a simplement une « situation » de défaillance avec une réaction massive devant l'obstacle ; à ce moment-là se produit un retrait. Ce qui était appelé à devenir un individu se cache très loin pour se protéger des empiètements ultérieurs. La défense mise en place du fait de la réaction est un faux self derrière lequel il s'abrite et Winnicott se demande même où il peut bien se dérober !

Un clivage a lieu, le sentiment d'unité et de totalité est perdu.

Cela peut donner par exemple un nourrisson trop sage, ou plus tard, un adulte obséquieux. Tous deux font semblant d'être réels. Les défaillances de l'environnement dans cette période très précoce peuvent être à l'origine de pathologies graves, comme la schizophrénie, ou l'accident psychosomatique.

L'existence d'un faux self engendre un sentiment d'irréalité ou d'inanité.

Max a fait des études supérieures, mais ses diplômes lui donnent un sentiment de futilité, car son désir était d'être médecin et il s'est soumis à la volonté de l'entourage qui le voulait ingénieur.

Les manifestations du faux self sont variables et de degrés divers car ce sont les fonctions naturelles qui sont détournées de leur mode d'expression spontanée ; elles peuvent porter sur la voix, la posture, le fonctionnement de la pensée, etc. Elles peuvent porter sur l'image de soi et même l'identité.

Chez toute personne qui va bien, le faux self correspond aux règles de la vie en société, à la politesse, au respect des conventions, autant de comportements, d'attitudes qui permettent la vie et l'intégration sociale et qui sont des formations de compromis par rapport aux processus primaires.

Le vrai self a besoin d'une certaine quantité de faux self pour survivre.

La santé psychique elle-même est étroitement liée à la capacité de l'individu à vivre dans une sphère intermédiaire entre le rêve et la réalité : travailler la journée et s'adonner à ses passions – cuisine, couture, dessin – en soirée par exemple, ce que Winnicott appelle « vie culturelle ». Cela suppose une organisation adaptée du moi à l'environnement, ce qui est l'équivalent normal du faux self.

Le faux self a une fonction positive très importante ; il dissimule le vrai self, ce qu'il fait en se soumettant aux exigences de l'environnement. C'est une fonction de protection qui vise à mettre le self à l'abri. C'est ce que, dans la vie courante, font inconsciemment les gens très bavards qui n'écoutent pas leur interlocuteur, ou encore ceux qui « noient le poisson » pour échapper à une question trop personnelle.

Mais, à l'opposé, la constitution du faux self peut donner lieu à un clivage total ; cela donne « la personnalité comme si », c'est-à-dire une réelle personnalité d'emprunt.

À la place des intérêts culturels, il y a alors agitation, difficulté à se concentrer. Dans les situations où l'on s'attend à trouver une personne totale, non clivée, non dissociée, il manque quelque chose ; on ne trouve que le faux self. Subjectivement, la personne a le sentiment de ne pas être elle-même ou d'être à côté d'elle-même, de ne pas avoir d'existence.

Ce qui domine dans la personnalité « comme si », c'est l'impression de faux.

> Georges, 22 ans, s'interroge sur la mouvance de son iden-
> tité. « Je me comporte différemment selon la personne
> que j'ai en face de moi, que ce soit un proche ou une rela-
> tion de travail ; je me montre plus ou moins féminin, plus
> ou moins enfant... C'est pareil avec les vêtements. Si je
> suis en jean et pull, les gens attendent moins de moi... Il
> m'est plus facile d'être à la hauteur de mes vêtements...
> Si je suis habillé plus naturel, j'assume mon identité, sinon
> c'est l'autre qui choisit. »

Et si le clivage est trop important, ce peut être la schizo-phrénie. Il y a perte de la raison de vivre.

À l'adolescence, il se peut que dans un souci d'authenticité, le vrai self fasse voler le faux self en éclats, par moments.

Winnicott, dans son style imagé, avance cette idée que tout le monde a un bâton de maréchal dans son berceau, mais, pour ceux qui vivent dans un cadre faux reposant sur la soumission, cela peut rester à l'état de « talent caché ». Être sage de cette façon est un trouble du caractère.

Néanmoins, si le clivage du self n'est pas trop accentué, il se peut qu'un contact soit maintenu entre vrai self et faux self et qu'une vie personnelle soit possible dans l'imitation ; c'est le cas des grands imitateurs qui, sur scène, se sentent réels.

C'est l'histoire de Paul devenu comédien à l'âge adulte.

> C'est un homme jeune qui, lorsqu'il pénètre pour la pre-
> mière fois dans le bureau de son analyste avec un air
> de « débile-heureux », se compose un sourire, s'applique

> dans ses gestes... Il plie soigneusement sa vareuse et la
> pose avec un sourire béat à côté de lui sur le divan. Il est
> en plein scénario. Il se regarde faire et il sait que je le
> regarde, ce qui appelle une remarque de ma part. Il y
> répond en disant : « Mes parents aimaient bien que je
> fasse l'idiot »... puis : « Enfant, je ne me sentais reconnu
> que lorsque, pour leur plus grand plaisir et celui des voi-
> sins – je jouais l'idiot du village. »

« Faire l'idiot » est devenu pour lui comme une seconde
nature, faux self qui abrite une vraie douleur, et vrai self qui
n'a pas droit de cité. Évoquer cela lui est très douloureux,
car il se sent prisonnier de cette attitude fausse ; il lui est
impossible d'être spontané et naturel dans la vie courante,
avec quiconque.

Son recours sera de devenir comédien, de se mettre en scène
et de se « faire aimer et reconnaître du public qu'il va faire
rire ».

L'individu chez qui domine un faux self peut faire illusion
en présentant une façade de réussite – ce qui est le cas de
Paul, par exemple. Mais dans certaines situations où l'on
s'attend à trouver une personne totale, quelque chose
d'essentiel manque.

Il y a un lien assez fréquent entre la démarche intellectuelle
et le faux self :

*« Lorsqu'un faux self s'organise chez un individu qui a un poten-
tiel très élevé, l'esprit tendra à devenir le lieu où réside le faux self.
Il se développe dans ce cas une dissociation entre l'activité intellectuelle et l'existence psychosomatique. »*

C'est le cas, par exemple, d'une personne qui a brillamment
réussi ses études, possède une « belle situation » mais qui se

sent coupée de son corps – absence d'activités sportives, vie sociale réduite, désintérêt pour le jeu ou les réalisations manuelles – et qui a la sensation que tout ce qu'elle fait est futile.

Le créateur, l'artiste et la quête du self

La création ne nécessite aucun talent spécial. Chaque fois que nous éprouvons le sentiment d'être réel, d'être nous-mêmes en accomplissant une tâche, c'est le signe que nous sommes en train de vivre de manière créative, en accord avec notre self profond. Winnicott nous dit même que l'on peut regarder de manière créatrice un arbre – pas seulement un tableau.

Pour être un artiste/créateur, il ne suffit pas d'avoir un talent particulier, il faut quelque chose de plus ; l'artiste créateur, c'est celui qui excelle à entrer en contact avec l'originaire, avec son self primitif ; c'est celui qui sait faire en lui la jonction avec l'enfant joueur, l'enfant pulsionnel.

Celui qui est en quête de son self a sûrement déjà fait l'expérience d'une faille dans le domaine de sa vie créative. Il peut produire une œuvre valable sur le plan artistique, être reconnu et éprouver cependant le sentiment d'avoir échoué à trouver son vrai self.

Pour Winnicott, il y a deux sortes d'artistes :

Il y a celui qui part de son faux self et qui, avec son talent et ce qu'il a appris, reproduit la réalité ; ensuite, cet artiste tente de faire la jonction avec les représentations crues propres à son vrai self. C'est ce qui s'est passé pour Paul. C'est souvent le cas des grands imitateurs.

Il y a celui qui part des représentations crues en provenance du self secret ; mais au départ ça n'a aucun sens pour les autres ; il lui faut civiliser ses productions au risque d'avoir le sentiment de se trahir. Dans les deux cas, le travail de l'artiste consiste à tenter de dépasser le clivage pour intégrer les deux self.

Chapitre 10

L'accident psychosomatique : « Ouf ! Ça va s'arrêter ! »

L'expression psychosomatique revêt une connotation tout à fait différente suivant le terme auquel elle est associée. Si nous parlons de développement psychomatique, nous sommes dans le devenir, l'espoir, le bon déroulement du processus de personnalisation (voir chapitre 6, page 83). Si, en revanche, ce terme est couplé avec le mot « accident », c'est de maladie qu'il s'agit. En 1964, Winnicott écrit un texte fort intéressant qu'il intitule *La maladie psycho-soma-tique dans ses aspects positifs et négatifs*[1]. Ce titre, à double entrée, est caractéristique du mode de pensée de son auteur. La maladie psychosomatique envisagée sous un angle positif aussi bien que négatif, c'est bien du Winnicott !

Le mot composé « psycho » « somatique » est formé de deux termes qui renvoient aux deux aspects du désordre – corporel et psychique. L'important, pense Winnicott, c'est le trait d'union qui relie ces deux orientations, ces deux champs au travers desquels un mal-être peut se manifester. Pour lui, le praticien en psychosomatique tient les rênes de

---

1. Winnicott D.W., « Psycho-Somatic Disorder » in *International Journal of Psycho-analysis*, 1966.

deux chevaux à la fois et il lui faut chercher l'agent qui
cherche à les séparer. Selon Winnicott, la maladie psychosomatique est un moyen par lequel s'exprime un dysfonction-
nement du développement de l'individu, et une opportunité
d'y remédier.

Les expériences précoces

Winnicott considère que s'il y a survenue d'un accident
psychosomatique c'est que quelque chose s'est mal passé
dans le tout premier développement de l'individu. L'accident psychosomatique indique une rupture dans le développement de l'enfant, lors de la phase fusionnelle avec la mère.
On peut parler alors de phénomène de dissociation, ce que
l'on exprime plus communément par « avoir la tête dans la
lune », ou « être à côté de ses pompes ».

Lorsque apparaît une maladie psychosomatique, il est alors
nécessaire de se référer aux expériences précoces vécues par le
bébé au moment de la constitution de son self, de son
noyau ; il faut donc se servir des connaissances acquises du
développement émotionnel du tout-petit pour cerner le
point de fixation qui a été à l'origine de la rupture ultérieure.

Ainsi, « *c'est en pédiatrie − {où l'on reçoit l'enfant avec sa mère }* −
plutôt qu'en médecine de l'adulte, que nous devrions chercher les
éclaircissements des problèmes psychosomatiques[1] ».

Les enfants offrent en effet le meilleur matériel pour étudier
les altérations des tissus et du fonctionnement, altérations
qui sont associées ou secondaires au phénomène psychologique. Les conditions d'étude sont plus simples chez

---

1. Winnicott D.W., *La nature humaine*, Gallimard, 1990, p. 41.

l'enfant, mais aussi les états de la psyché chez l'adulte ne peuvent être compris sans se référer à l'enfance de l'individu en question.

En tétant le sein, l'enfant se nourrit du désir, de la jouissance et du narcissisme de sa mère. C'est dire l'importance des premières relations et de leur ancrage dans le corps de l'*infans*.

Les traumas précoces, qu'ils soient liés à la carence ou à l'empiètement de l'entourage maternant, engendrent des angoisses terribles, des failles narcissiques chez le nourrisson. Celles-ci sont à l'origine de clivages et de dissociations graves que l'on retrouve à la base des affections psychosomatiques et de la mise en place du faux self qui protège et étouffe en même temps le vrai self immature.

Fanny, une ancienne analysante, vient revoir sa psychanalyste un an après la fin de sa cure. Son fils Antonin est né depuis ; il a 10 mois, c'est un bébé solide et calme. Lola, sa sœur aînée, âgée de 3 ans, pousse bien. Elle est bien un peu jalouse ; elle bouscule parfois son petit frère, mais dans des limites que sa mère vit comme acceptables. Très vivante, elle sollicite l'attention de son entourage et occupe beaucoup de place.

« Tout va bien. » Cependant, si Fanny est là c'est qu'il y a une ombre au tableau. En effet, Antonin a depuis quelques mois des bronchites asthmatiques et sa mère se questionne. Pourquoi a-t-il choisi, inconsciemment, de s'exprimer ainsi ? Que dit-il par là ? Après l'avoir écouté et cherché avec elle, la psychanalyste parle à Fanny – qui exerce dans le domaine paramédical – des difficultés observées chez les bébés qui « font de l'asthme » à se constituer un espace mental, un espace psychique propre, une aire de jeu/je. En un mot, la psychanalyste suggère un problème d'espace mère-enfant, compte tenu du fait qu'elle se souvient combien Fanny s'était sentie envahie par l'arrivée de Lola.

Touchée, mais défensive, Fanny entame une justification visant à annuler ce que sa psy vient de dire : « Lola a une activité psychique très développée ; elle est très éveillée, bavarde, inventive ; elle n'a aucun problème à se constituer son espace psychique, elle ! » Fanny continue à administrer à sa psy la preuve que son hypothèse est fausse... quand, soudain, elle s'arrête comme saisie, et plonge dans le silence. Elle vient de se souvenir d'une petite phrase angoissée de Lola s'adressant à sa tante avant de s'endormir : « J'ai peur de ne plus pouvoir respirer dans ma tête ! » Le rapport avec l'asthme d'Antonin vient de s'imposer à son esprit : et si ce que Lola avait pu mettre en mots, Antonin le vivait dans son corps ? La petite fille craint de ne plus pouvoir penser, le petit garçon a du mal à respirer. L'analogie entre penser et respirer s'établit.

La parole de Lola est une parole d'asthmatique. En effet, au cours de la crise d'asthme, le sujet éprouve une sensation d'étouffement, l'irrigation du cerveau se ralentit ; il peut y avoir vécu de mort, de disparition de la pensée.

Fanny évoque ensuite le fait que sa fille, souvent, la repousse, et qu'entre elles deux circulent des expressions du langage courant telles que « tu me pompes l'air ! ». L'imagerie populaire ne renvoie-t-elle pas à des vérités profondes ! Fanny parle alors de sa propre difficulté à supporter le vide, et de sa tendance à réagir sur le mode de « l'envahisseur envahi ».

Ainsi Lola, identifiée à sa mère, se comporte-t-elle habituellement en « envahisseuse » vis-à-vis de son entourage, et en particulier de son petit frère ; néanmoins, son activité défensive ne l'empêche pas totalement de se sentir envahie et menacée dans son espace psychique.

Antonin, lui, en raison de son immaturité, n'a pas encore à sa disposition des mécanismes de défense très élaborés. Du fait de la non-constitution de son moi, il a une réponse corporelle directe, non médiatisée. Au pied de la lettre, l'air lui manque, il a du mal à respirer. C'est la porte ouverte à l'installation du symptôme psychosomatique.

La maladie psychosomatique

La véritable maladie c'est le clivage, c'est la dissociation psyché/soma. Les symptômes corporels du patient psycho-somatique ne constituent pas une maladie, mais ils sont plutôt les signes d'une dissociation intrapsychique.

Winnicott croit en l'existence d'une force qui intègre la personnalité et qui, dans des circonstances normales, l'em-porte sur la défense. La défense mise en place – clivage, dissociation – vise, à l'origine, à protéger le self mais elle en vient à épuiser l'individu.

Le « ouf ! ça va s'arrêter ! » que l'on entend dire par certains patients au moment d'un accident psychosomatique évoque bien l'idée du soulagement que peut apporter la fin du vécu de dissociation interne chez le patient psychosomatique, processus s'accompagnant de l'espoir de la reconstruction d'une unité et la redécouverte d'un lieu de sécurité où se mettre à l'abri.

En effet, l'expression du soulagement indique que ces patients, conscients de ce vécu de dissociation – la plupart du temps –, accueillent la maladie comme une opportunité de changer quelque chose en eux, dans leur mode de vie, une occasion de redémarrer.

> *La maladie psychosomatique est le négatif d'un positif.*

Le positif, c'est la tendance à l'intégration dans nombre de directions et incluant la personnalisation ; le positif c'est la tendance dont chaque individu hérite pour achever l'unité de la psyché et du soma, l'établissement du self unitaire.

Le but : réconcilier psyché et soma

Winnicott considère que – l'esprit ayant pris le pas sur la psyché – « *le but inconscient de la maladie psychosomatique est de ramener la psyché à l'association intime qu'elle avait au début avec le soma* ».

Le but c'est donc de retrouver l'unité psyché/soma – fût-ce au prix d'une maladie grave – le but c'est sortir de la séduction par l'esprit.

> Philippe, 33 ans, vit dans son intellect, coupé de son corps et de ses affects. Il est sujet à d'angoissantes crises d'asthme, signes de sa dissociation interne ; elles viennent lui rappeler qu'il a un corps et que celui-ci réclame son dû.
>
> Il lui faut pour se ressourcer – dans un mouvement de régression salvatrice – partir en week-end en forêt, s'allonger sur le sol et respirer l'odeur parfumée et entêtante de la terre, des feuilles mouillées, contact à la fois réel et fantasmatique avec la terre-mère. C'est ainsi qu'il retrouve un sentiment d'unité.
>
> Lorsqu'il n' a pas la possibilité d'aller dans les bois, il respire un mouchoir imprégné d'une odeur de pois de senteur.

La cause : un arrêt du développement

Dans la maladie psychosomatique le stade du développement entre le moi et le non-moi est arrêté.

Le désordre psychosomatique est directement lié à un moi faible – largement dépendant d'une mère insuffisamment bonne – et à un passage incertain vers le développement personnel.

L'environnement non suffisamment bon provoque la tendance au désordre psychosomatique, ce qui s'associe :

* au moi faible ;

* à une défaillance de l'installation d'un lieu où habiter, où se loger dans le développement personnel.

> Olaf, petit garçon, souffrant d'une maladie neurologique, à l'origine de douloureuses crises d'hypertension intra-crâniennnes, s'exclame au cours d'une séance de thérapie : « La petite voiture [image de lui-même] n'a pas de garage ! », pas de lieu de repos.

* ainsi qu' à un retrait du « Je suis » dans sa coquille, face à la sensation du « pas moi ».

Chez la personne malade subsiste une tendance à perdre – et en même temps rechercher – le lien psychosomatique ; cette tendance s'exprime par exemple par la survenue de crises de sommeil incoercibles, ou un besoin ressenti comme néces-saire, au-delà du désir, de s'allonger sur le sol comme pour reprendre contact avec la terre-mère, comme le fait Max, ou encore par le fait de se retrouver désorienté dans le temps et dans l'espace, au cours d'un accès de dépersonnalisation. Là se situe la valeur positive de la participation du somatique comme véhicule de l'archaïque : le corps parle et dit l'indicible là où la parole manque.

Concernant les maladies de peau chroniques – eczéma, psoriasis, verrues –, Winnicott pense que l'irritation chronique de la peau et l'inconfort qu'elle suscite soulignent les limites de la membrane corporelle et en conséquence celles de la personnalité. Derrière ce symptôme se dissimulent la menace d'une dépersonnalisation et celle d'une angoisse impensable qui relève du processus de désintégration.

L'accident psychosomatique, tentative de guérison d'un « passé » non intégré

Un accident psychosomatique peut avoir ceci de positif qu'il représente l'opportunité d'avoir accès à un trauma ancien, à un effondrement du moi – *breakdown* (voir lexique *effondrement*, page 177) – qui peut avoir été expérimenté par le sujet mais n'a pas trouvé sa place dans le psychisme ; prenons l'exemple d'un accident de voiture suivi d'un coma dont le sujet ne garde aucun souvenir.

Ce peut être une ouverture à un accès à des failles narcissiques très anciennes, liées à des traumas précoces.

> Ce fut le cas pour Lise qui ne fit pas un accident psychosomatique à la naissance de son troisième bébé mais une dépression grave, ce qui est équivalent. Cet « accident » de parcours lui a permis de renouer avec l'expérience traumatique de la dépression maternelle, quand elle était elle-même bébé, et de mettre enfin ce traumatisme au passé et de cesser de s'adresser des reproches qui ne lui étaient pas destinés. (Voir également le chapitre 2, page 11).

« L'angoisse disséquante primitive ne peut se mettre au passé si le moi n'a pu d'abord la recueillir dans l'expérience temporelle de son propre présent[1]. »

Il lui faut trouver l'espace où s'inscrire. En ce sens l'éclosion d'une maladie psychosomatique ou d'une dépression grave – venant révéler un lien entre un passé en errance, non intégré, et le présent – peut représenter l'espoir de retrouver une unité psychosomatique.

Il y a en effet, chez l'humain, une tendance naturelle à l'intégration.

Les clés de la guérison

La guérison passe par la sortie du clivage et de la dissociation, lorsque cette dernière cesse d'être utile. Ce processus engendre le sentiment d'être réel et entier, de telle sorte que la personne éprouve le sentiment que la vie vaut la peine d'être vécue.

Les deux clés de la guérison sont d'un côté la pulsion qui libère, et de l'autre le rêve qui relie ; ce sont deux moyens dont dispose le sujet pour sortir de la dissociation et retrouver son unité.

C'est le pulsionnel qui alimente le rêve. Chaque fois que l'on fait un rêve et que l'on peut se le remémorer, c'est précieux parce que cela représente une rupture de la dissociation.

---

1. *La crainte de l'effondrement et autres situations cliniques*, *op. cit.*, p. 210.

« *Dans le rêve* », écrit Winnicott, « *les couches successives de la signification sont reliées* – mot clé – *au passé, au présent, au futur, au dedans et au dehors et sont fondamentalement en rapport avec la personne*[1]. »

Grâce au ressenti du rêve, grâce à la figurabilité qui lui est propre, de l'archaïque « retranché » [hors conscient] va pouvoir se faire sensation, image, émotion, puis parole libératrice. Il y a passage de « l'informe » à une mise en forme.

Une des clés de la santé dont on parle peu, c'est le rire, non pas le rire de la moquerie, mais le rire partagé, le rire qui accompagne un échange pulsionnel réussi avec un autre. C'est une décharge pulsionnelle bénéfique permettant au sujet de se sentir réel, entier.

Le rire se rattache à un vécu de communication ponctuelle à la faveur duquel la tension se relâche.

Nous situerons ici l'importance de l'existence ou de la re-création chez le malade psychosomatique, d'une aire transitionnelle, espace de création, lieu d'exercice de la pulsion, aire de jeu. Sachant que c'est un espace intermédiaire entre la mère et l'enfant, un lieu mixte, à l'intérieur duquel se vit l'union et s'amorce la séparation d'avec celle-ci, l'atteinte corporelle peut être envisagée comme venant à la place de la création jusque-là impossible, ou réduite, de cet espace vital entre sa mère et lui.

---

1. Winnicott D.W., *Jeu et réalité*, Gallimard, 1975, p. 52.

Conclusion

*« Les poètes, les philosophes, les prophètes se sont de tout temps
préoccupés de trouver le vrai soi, trahir le soi étant l'exemple
même de ce qu'on ne peut accepter[1]. »*

Le concept de mère suffisamment bonne est une trouvaille,
car il vient nommer cette réalité constatée de tout temps de
la nécessité de la présence fiable et stable de la mère – et par
extension d'un entourage maternant – auprès du nourrisson. C'est elle qui initie son bébé à la rencontre avec le
monde externe, elle accompagne aussi sa découverte du
monde interne. S'occupe-t-elle de lui de manière chaotique,
il se construit un monde interne chaotique ; est-elle bavarde
et communicative, comme l'était la mère de Karim, son
rejeton – garçon ou fille – surprendra par sa tendance spontanée et ses capacités à entrer précocement en relation par la
parole avec ceux qui l'entourent.

Si la mère ordinaire est une mère dévouée et suffisamment
bonne, elle n'en a pas moins besoin d'être entourée, elle
aussi, d'un environnement protecteur facilitant, car sa tâche
est lourde.

---

1. Winnicott D.W., *Conversations ordinaires*, Gallimard, 1988, p. 73.

On pense souvent que le père n'a pas sa place dans la théorie de Winnicott. Or, il est éminemment présent. Il joue même un rôle essentiel.

L'importance d'un maternage suffisamment bon, sur lequel insiste Winnicott, ne signifie pas l'exclusion du père. Il n'est pas non plus un appendice de la mère. Même si, pour le nourrisson, le vécu d'être intimement et corporellement mêlé à sa mère est irremplaçable, même si avant la naissance, pendant la période de grossesse – bruits du corps de la mère, odeurs, mouvements – ainsi que pendant les trois ou quatre premiers mois de la vie, la mère a une fonction spécifique biologiquement inscrite, il n'en demeure pas moins que le père, lui aussi, a été un bébé. À ce titre il a engrammé des expériences en lien avec la relation à sa propre mère ; ces expériences, quoique inconscientes, peuvent être à la source de l'aptitude de certains d'entre eux à assurer les soins initiaux du nouveau-né, et même, allons plus loin, ces « marquages », ces traces archaïques peuvent engendrer un désir d'être mère, d'avoir cette place et la conviction qu'ils pourraient être de meilleures mères que leur femme. Cette conviction peut être à l'origine de difficultés pour le trio père/mère/nourrisson.

Qu'en est-il du père ?

Au tout début de la vie, les pères peuvent jouer un rôle en étant de « bonnes mères », c'est-à-dire, en assurant, pendant des périodes de temps limitées, les soins qui incombent naturellement aux mères.

Un autre rôle tenu par le père consiste à protéger la bulle mère/bébé, en éloignant d'elle tout ce qui peut venir la perturber, en protégeant l'environnement. Il aide à tenir à distance tout ce qui peut s'immiscer dans ce lien particulier qui constitue la nature et l'essence même des soins maternels.

Ainsi, « *la mère n'a pas à se tourner vers l'extérieur pour s'occuper de ce qui l'entoure à un moment où elle désire tant se tourner vers l'intérieur du cercle qu'elle forme avec ses bras au centre duquel se trouve le bébé*[1] ».

Lorsque se développent des relations excitées entre la mère et son bébé, à partir du moment où la dépendance devient relative, la mère a besoin d'être au fait d'une puissance autre que celle d'un sein gonflé de lait. Elle est, à ce moment-là, grandement aidée par la puissance génitale de son compagnon.

« *Le père est nécessaire à la maison pour aider la mère à se sentir bien dans son corps et heureuse dans son esprit*[2]… »

Au moment où le bébé est en train de devenir une unité, Winnicott ne parle pas d'identification au père – mais c'est de cela qu'il s'agit au-delà de l'imitation – lorsqu'il fait référence à « *l'usage du père comme d'un calque pour sa propre intégration*[3] ». Le père est « *le premier aperçu de ce qu'est une personne intégrée et totale*[4] ».

Les enfants se « *forment un idéal (…) à partir de ce qu'ils voient, ou pensent qu'ils voient en observant leur père*[5] ». L'existence du père qui parle de son travail, par exemple, enrichit l'enfant et élargit sa vue sur le monde.

---

1. Winnicott D.W., *L'enfant et sa famille*, Payot, 1971, p. 24.
2. *Ibid.*, p. 133.
3. *La crainte de l'effondrement et autres situations cliniques*, *op. cit.*, p. 255/258.
4. *Ibid.*, p. 258.
5. *Ibid.*, p. 258.

« L'union du père et de la mère fournit un fait solide autour duquel l'enfant peut construire un fantasme, un rocher auquel il peut s'accrocher… le père est nécessaire pour donner à la mère un soutien moral, pour la soutenir dans son autorité, pour être l'incarnation de la loi et de l'ordre que la mère introduit dans la vie de l'enfant[1]. »

Le père intervient encore comme celui qui met des limites. C'est une autre facette de son rôle protecteur. Il peut même être strict en cas de besoin. Il n'a pas besoin d'être là tout le temps mais il est nécessaire qu'il soit là assez souvent pour que l'enfant ait le sentiment qu'il est réel et vivant, et que se construise ainsi sa fonction symbolique.

À mesure que le bébé passe du renforcement de son moi à la possession d'une identité, *« c'est-à-dire à mesure que la tendance héréditaire à l'intégration tire le bébé vers l'environnement (…) la troisième personne joue ou me semble jouer un rôle considérable[2] »*.

Pendant tout le développement de l'enfant il est nécessaire de prendre en considération l'image du père, sa représentation dans la réalité intérieure de la mère et le crédit qu'elle apporte à sa parole. Le père a pu être ou non, à un moment donné, un substitut maternel, mais il se différencie et, dit Winnicott, il devient dans un second temps doté d'un objet partiel important, son phallus. L'évolution de la réalité intérieure de la mère vis-à-vis du père fait naître de nouveaux sentiments chez l'enfant, comme l'admiration, le désir de l'imiter ou de rivaliser avec lui.

Dans le petit opuscule *L'enfant et sa famille*, Winnicott s'étend avec bonheur sur la place et le rôle du père dans la

----

1. *Ibid.*, p. 133.
2. *Ibid.*, p. 258.

famille. Il pense qu'il est difficile d'en faire une description tellement le sujet est vaste ! Disons cependant qu'il souligne le fait qu'il peut y avoir un lien vital fille/père, et que les frères peuvent jouer, pour leur sœur, un rôle d'étape entre le père et les autres hommes. Ce peut être une frustration importante pour une mère d'encourager le père à aller se promener avec sa fille – qui a besoin de lui pour l'aider à intégrer sa féminité – alors qu'elle aurait tellement, à ce moment-là, le désir de se retrouver seule avec lui !

La société s'étant transformée, il nous faut trouver des formes nouvelles de *holding*… Outre le nouveau rôle des pères, dans la famille, mentionnons, par exemple, l'invention des gardes partagées pour aider les mères qui travaillent.

Cela dit, Winnicott pensait que si les mères pouvaient faire une pause suffisamment longue pour se consacrer à leur nourrisson, celui-ci y gagnerait une meilleure adaptation au monde…

Sans compter le plaisir accru qu'elles auraient à voir leur petit s'éveiller à la vie.

La question de l'agressivité

L'éternelle question de la gestion de l'agressivité chez l'humain, à laquelle Winnicott s'est intéressé, est toujours d'actualité.

Aujourd'hui, on voudrait l'éradiquer en dépistant dès leurs 36 mois les enfants turbulents en prévention de la délinquance ; qu'en aurait dit Winnicott ?

Il nous montre bien que l'agressivité est inhérente à l'humain et qu'elle est une des racines de l'élan vital de l'individu. Plutôt que de chercher à l'évacuer, Winnicott nous invite donc à canaliser, apprivoiser l'agressivité, pour qu'elle devienne une force positive.

Il semblerait que Winnicott n'aborde pas le sujet des châtiments corporels – en question actuellement –, mais il a eu affaire à des enfants ayant des comportements antisociaux, tel le garçon de neuf ans – dont le symptôme de base était le vagabondage – qu'il reçut chez lui trois mois durant et à qui il exprimait sa haine (voir chapitre 8, page 113).

On constate avec un tel exemple que sa position était ferme, forte, généreuse, lucide et dénuée de sentimentalité. Pour lui, c'est lorsqu'elle est niée ou banalisée que la haine est dangereuse. D'ailleurs ne dit-il pas que toute mère éprouve à un moment ou l'autre – tout thérapeute de même – de la haine pour l'enfant qui les met à l'épreuve ? C'est là que la distinction entre le fantasme et la réalité est essentielle ; leur confusion engendre des risques de représailles.

Dans un courrier de 1950 adressé à un confrère, le Dr Scott, il écrit[1] :

« *Vous comprendrez que je sois extrêmement attentif sur la question de la réforme pénale... Mon idée est que la sentimentalité quelle qu'en soit la forme est pire qu'inutile... À travers l'identification au criminel ou à l'être antisocial, le public est souvent extrêmement compatissant et se sent coupable à leur égard...* »

Il parle du « *réservoir de vengeance inconscient d'une communauté* », et répond à cela « *la fonction primordiale de la procédure judiciaire est de prévenir la loi du lynchage...* ».

---

1. Winnicott D.W., *Lettres vives*, Gallimard, 1989, lettre 17, p. 54.

La sentimentalité c'est le masque de la haine. La procédure judiciaire protège de la loi du talion par exemple, et la tendance à faire justice soi-même.

Le quatrième espace

Si Winnicott a découvert et théorisé l'existence d'un troisième espace, l'aire transitionnelle, les temps modernes ont créé et fait croître un quatrième espace, l'espace virtuel, immatériel, imaginaire, constitué de sons et d'images.

Il s'agit d'une nouvelle forme de réalité, différente des réalités winnicottiennes, l'externe et l'interne et l'intermédiaire.

Sous le vocable de virtuel, on peut mettre des choses aussi diverses qu'Internet, la télévision, les e-mail, la webcam, les blogs, les jeux vidéo, etc., dont les usages sont extrêmement variés.

Tous ces outils dont l'influence est grandissante font partie de l'environnement dans lequel baignent les enfants. Ce sont des instruments de socialisation et de transmission de la culture, au même titre que la famille ou l'école. Ils ont des effets qu'il nous appartient de connaître afin de mieux les utiliser.

Adultes comme enfants sont contraints de développer la capacité à s'adapter à cette nouvelle réalité qui est comme la toile de fond de notre monde d'aujourd'hui.

Trois questions se posent alors : les parents apportent-ils aujourd'hui un *holding* efficace ? Ce quatrième espace entre le rêve et l'imaginaire peut-il avoir fonction de transitionnalité, au sens winnicottien du terme, au sens d'apprentissage de la vie ? En quoi la théorisation winnicottienne peut-elle nous aider à cerner l'impact de l'avènement du virtuel ?

Le holding *parental*

Face à l'environnement d'aujourd'hui, les parents sont souvent dépassés ; ils ne savent plus accompagner leur enfant.

Certains parents utilisent la télévision comme une nounou ; il existe même des émissions enfantines créées pour des très petits. L'enfant qui regarde la télé boit les images, s'en nourrit et ne joue pas. Or le tout-petit a besoin d'apprendre à jouer, à créer par lui-même et non à réagir à des images qui lui sont imposées de l'extérieur et qui l'excitent « à vide ».

Françoise Dolto préconise de ne pas mettre un enfant de moins de deux ans face à l'image de la télévision, car le bébé se trouve privé de l'expérience constructive – propre au stade du miroir – d'avoir à s'identifier à sa propre image. L'occasion lui en est volée.

Pour les plus grands, la vigilance des parents est fondamentale. Ils doivent tenir, assurer le maintien des limites, et assumer – quoi qu'il en coûte – les frustrations que cela induit inévitablement chez leurs enfants.

La question de la transitionnalité

L'objet transitionnel, conceptualisé par Winnicott, est un objet à la fois réel, imaginaire et en même temps c'est la première « *doublure symbolique de la mère*[1] », écrit J.-D. Nasio,

---

1. Sous la direction de J.-D. Nasio, *Les grands cas de psychose*, Payot, 2000.

dans *Les grands cas de psychose* ; il a une matérialité organique qui implique les cinq sens de l'enfant. L'objet virtuel, lui, est une image qui engage le minimum de sensorialité ; il suffit d'appuyer sur un bouton pour la faire surgir sur l'écran ; seule la vue est sollicitée.

L'objet virtuel, l'avatar – personnage 3D humanoïde, double narcissique que l'on rencontre dans les jeux vidéo, et il en existe de toutes sortes – est un objet narcissique, une image de soi idéale, parfaitement maîtrisable, sans lien d'échange avec l'autre.

Lorsque l'enfant se trouve dans son aire transitionnelle, ses jeux lui permettent de découvrir le monde en engageant tout son corps ; il peut de plus mettre en scène ses propres fantasmes, à la manière d'un rêve, et non se situer – comme dans les jeux vidéo – en réaction à ceux des autres.

Certains de ces jeux vidéo sont de pures fantasmagories déréalisantes qui n'ont aucun lien avec l'univers et le temps réél. Pendant la séquence du jeu – qui n'en est pas un au sens de *playing* où l'entend Winnicott –, le temps et l'espace se dilatent jusqu'à devenir sans limites ; l'illusion de la toute-puissance est à son comble et la chute pour revenir sur les rives de la réalité n'advient pas sans encombre. Ce type de jeux n'aide pas la personne qui s'y livre à gérer son agressi-vité et son rapport au monde.

Celui qui s'y adonne vit dans un univers magique, où il a l'illusion d'être à l'origine des événements qui se passent à l'écran, à l'instar du bébé dans son berceau qui croit pouvoir faire apparaître le biberon, en agitant son hochet.

Dans ce cas, le recours au virtuel est un palliatif au défaut de transitionnalité. De véritables addictions peuvent alors se développer.

Néanmoins certains jeux vidéo font appel à une véritable créativité de la part de l'enfant ; celui-ci doit par exemple construire une ville, avec ses bâtiments officiels, trouver des moyens, pour arriver par étapes à organiser l'espace ; il rencontre des situations inconnues et il lui faut imaginer des solutions à partir des objets, mis ou non, à sa disposition.

Ces créations peuvent constituer des approches imaginaires intéressantes de la réalité.

Que nous apporte l'éclairage winnicottien ?

Le rapport que Winnicott établissait entre fantasmer, rêver et vivre peut nous aider à comprendre l'impact du virtuel sur la jeunesse et sur le monde d'aujourd'hui.

La différence qu'il établit entre fantasmer et rêver, de même que la distinction entre dissociation et refoulement, nous permet de cerner aujourd'hui le fonctionnement du sujet qui évolue dans le virtuel.

Winnicott situait la fantasmatisation du côté du rêve diurne, qui tourne à vide, n'est pas constructif, n'est pas source d'enrichissement. Il opposait « fantasmer » à rêver, à vivre réellement et à être en relation avec des objets réels.

Les jeux vidéo peuvent revêtir un caractère de « rêverie diurne assistée par ordinateur ». Ils ont alors une fonction défensive, maniaque.

À ce moment-là, on est loin de l'activité de jeu créatif de l'enfant dans son aire transitionnelle.

Tandis que le rêve va de pair avec la relation d'objet dans le monde réel, la fantasmatisation reste un phénomène isolé.

Le rêve ne coupe pas les liens ; il est lié au refoulement. Il maintient la relation avec l'objet.

La fantasmatisation, elle, est liée à la dissociation qui est double, de se produire entre le corps et l'esprit et à l'intérieur de l'esprit lui-même ; la conséquence en est l'inacessibilité.

Tel père disait ne plus reconnaître son fils de treize ans quand il parvenait à l'arracher à ses jeux vidéo ; il avait l'impression d'être perçu par celui-ci comme un personnage sorti de l'écran, de même pour l'enfant. Le fils peut alors s'arroger un pouvoir aussi grand que celui de son père, ce qui engendre un sentiment d'insécurité chez l'enfant.

Winnicott note qu'il peut y avoir des difficultés de repérage et de différenciation entre rêverie diurne et imagination.

Il donne comme exemple le cas d'une patiente qui, en séance, lui dit : « *Je suis sur ces nuages roses. Je peux marcher dessus*[1]. » Et Winnicott explique que cela peut représenter une fuite dans l'imaginaire, ou que ce peut être une manière « *dont s'y prend l'imagination pour enrichir la vie* ». S'il s'agit de dissociation, il ne s'ensuit aucune transformation dans la vie, la vie reste statique ; c'est cela le critère.

Comme le dit Winnicott, l'important n'est pas l'objet en lui-même mais l'utilisation que l'on en fait.

Winnicott est un magicien et sa théorie est une malle aux trésors dont beaucoup restent encore à découvrir et à exploiter.

---

1. Winnicott D.W., *Jeu et réalité*, Gallimard, 1975, p. 41 et suivantes.

Lexique

Angoisse d'annihilation : Au cours de la période du *holding*, le potentiel inné devient la continuité d'être. L'autre terme de l'alternative – en cas d'empiètement – c'est la réaction qui brise la continuité d'être et entraîne une angoisse d'annihilation, une angoisse de disparition. L'angoisse d'annihilation c'est le contraire du « Je suis », « Je suis vivant », « Je suis réel ».

Angoisse de disparition : Angoisse de ne plus exister.

Aperception : L'aperception est liée à l'expérience subjective que fait le bébé d'être mêlé à sa mère. Cela veut dire qu'il se voit, lui-même, à travers le regard maternel. Cela conduit au sentiment d'être soi et d'exister. L'aperception précède la perception.

Borderline : Ce terme a un sens voisin de celui d'état limite, il renvoie à l'idée de ligne de démarcation entre névrose et psychose. Par le terme « cas limite », Winnicott entend ce type de cas où l'origine du trouble est de nature psychotique mais où le patient a une organisation névrotique suffisante pour pouvoir vivre et montrer une façade de normalité.

Clivage : Le clivage correspond à la coexistence, à l'intérieur du moi, de positions contradictoires. Il peut y avoir clivage entre l'esprit et le corps, à l'intérieur de l'intellect et dans la personnalité. C'est le cas de l'intellectuel brillant, premier de sa classe mais nul en gymnastique, ou encore celui de l'autiste champion du calcul mental mais incapable d'apprendre à lire, ou de l'adulte qui hait toutes les femmes et n'aime que sa mère qui a toutes les qualités. Le clivage est un processus normal et utile mais il peut être pathologique (faux self).

Complexe d'Œdipe : Œdipe est un héros grec légendaire, qui tua son père et épousa sa mère. « *Dans le cas le plus simple qui est celui que Freud a pris pour exposer sa théorie, le garçon est amoureux de sa mère. Le père est utilisé par lui comme prototype de conscience morale.* » La tension s'élève lorsque l'enfant atteint le sommet du fonctionnement pulsionnel précoce, entre deux et cinq ans, puis se résout parce que l'enfant réalise que face à sa mère son désir est impuissant, d'autre part il craint d'être châtré par le père.

Continuité d'être, continuité d'existence : Elle se fonde sur une expérience personnelle, celle du contact du bébé avec ses racines. Celui-ci a pu intégrer les inévitables expériences d'empiètement et s'en enrichir. La continuité est un maître mot chez Winnicott, à l'opposé, on trouve la rupture.

Créativité primaire : Winnicott fait l'hypothèse qu'il existe un potentiel créatif et que le bébé a une contribution personnelle à apporter au premier repas théorique[1], c'est-à-dire à la première tétée.

Culpabilité : « *Elle a pour point de départ la réunion des deux mères, {la mère} de l'amour calme et celle de l'amour excité ; elle préside à l'union de l'amour et de la haine. La capacité à éprouver de la culpabilité est un progrès dans l'évolution de l'humain[2].* »

---

1. Winnicott D.W., *La nature humaine*, Gallimard, 1990, p. 145.
2. Winnicott D.W., *De la pédiatrie à la psychanalyse*, Payot, 1969, p. 241.

Déprivation : Une véritable déprivation n'est pas une simple perte. Il y a dans la déprivation l'idée d'un besoin de base non satisfait. Être déprivé, c'est faire l'expérience de défaillances non rectifiées après avoir connu des défaillances rectifiées. L'enfant passe alors sa vie à provoquer des conditions où il va connaître à nouveau des défauts réparés, afin de pouvoir reprendre le fil de sa vie. La déprivation c'est la défaillance qui survient dans la relation à la mère dans la période de dépendance relative entre 3-4 mois et 18 mois-2 ans lorsque le bébé a commencé à avoir conscience de l'entourage

Désintégration : En psychopathologie, la désintégration est une défense par fragmentation de la personnalité ; elle est produite et maintenue dans le but d'éviter à la tendance destructrice qui est inhérente à la relation d'objet de se déployer ; elle conduit à la désunion des éléments érotiques et destructeurs après qu'ils eurent auparavant fusionné. C'est une défense qui vise à engendrer le chaos, pour se défendre contre une angoisse impensable.

Désir phallique : La sexualité humaine est, dans son essence, marquée par l'incomplétude et l'insatisfaction. Du fait de sa prématurité l'enfant vit avec douleur d'une part la *discordance* entre son désir tout-puissant et ses possibilités physiques inadéquates, d'autre part la discordance entre son désir impuissant et celui de sa mère, ce que l'interdit de l'inceste vient confirmer. Entre 3 et 5 ans, du fait de ces deux discordances, le phallus s'installe comme référent, signifiant de tous les manques, donc signifiant du désir. D'objet réel, d'objet imaginaire, le phallus devient étalon symbolique, rendant possible que des objets hétérogènes soient sexuellement équivalents, donc désirables à ce titre, et objets de suppléance ; c'est le désir phallique qui pousse telle personne à occuper une position de pouvoir, telle autre à accumuler les richesses, à entreprendre des collections, telle jeune fille à s'acheter des vêtements de manière insatiable, tel petit garçon à ne pas supporter de n'être que le deuxième de sa classe et pas le premier, telle petite fille à désirer avoir un bébé comme sa mère. Ainsi, pour une mère, son nourrisson est en même temps une personne à part entière et un objet phallique, c'est-à-dire l'objet d'un désir phallique.

Le désir phallique concerne les deux sexes ; il est partiel et limité, de ce fait il préserve l'humain d'un désir infini et destructeur, comme l'est par exemple le recours à la drogue.

Dissociation : La dissociation est issue du problème de la non-intégration. C'est un « *clivage sophistiqué*[1] » dans lequel la personnalité totale n'est pas scindée. Si la désintégration engendre le chaos, la dissociation, elle, est rupture partielle.

Doudou : Petit nom tendre donné à l'objet transitionnel. Le doudou est un objet mixte, à la fois réel, imaginaire et symbolique, dont le tout-petit ne veut se débarrasser à aucun prix. Il a les qualités de la mère qui protège et rassure.

Environnement facilitant : C'est un environnement dans lequel les processus de croissance naturels du nourrisson et les interactions avec l'environnement évoluent selon le modèle dont il a hérité[2]. Le bébé qui se développe a des besoins qui évoluent, parler, marcher, et plus tard prendre possession de son héritage culturel ; l'environnement facilitant va dans le sens de ce dont l'enfant est potentiellement porteur.

---

1. Winnicott D.W., *Lettres vives*, lettre 82 à Masud Khan, Gallimard, 1989, p. 184.
2. Winnicott D.W., *Le bébé et sa mère*, Payot, 1992, p. 45.

Empiètement : C'est ce qui vient rompre la continuité d'existence du bébé. La naissance, par exemple, est le premier empiètement important. Il y a un aspect spatial (en rapport avec le corps) et un aspect temporel (ayant à voir avec la durée des expériences que fait l'enfant) qui interviennent alors. Dans l'empiètement, l'individu est envahi par des stimulations en provenance soit de l'extérieur (carence au niveau des soins), soit de l'intérieur (pulsions, douleurs). L'empiètement, lorsqu'il est gérable, est source d'enrichissement. Dans le cas contraire, il provoque un retrait de l'individu. À l'opposé de l'empiètement se situe la spontanéité.

Effondrement : Un trauma a lieu et le moi, incapable d'intégrer l'angoisse suscité par l'événement, se déchire. Une organisation défensive plus radicale que le refoulement se met en place. Par exemple Alain, qui vient de perdre sa mère, se comporte comme si rien n'était arrivé, coupé d'une partie de lui-même ; il n'éprouve rien. Son moi n'intègre pas l'événement, la mort de sa mère n'existe pas dans son présent, c'est du Hitchcock ! Par contre, il vit en permanence avec la crainte de s'effondrer car, sans qu'il le sache, il est habité par cette angoisse en attente d'être vécue afin de pouvoir être mise au passé.

Esprit : « *L'esprit est une fioriture sur la crête du psyché-soma*[1]. » Lorsque l'on prend en considération le développement psyché-soma, l'esprit est la partie la plus extérieure, la plus superficielle de l'être.

Être (*being*) : C'est le début de tout. Sans cela, « faire » ne veut rien dire. « *Je suis* (I am) *n'a pas de sens si on ne dit pas d'abord je suis accompagné d'un autre être humain qui n'est pas*

---

1. *La nature humaine, op. cit.*, p. 49.

encore différencié de moi. C'est pour cela qu'il est plus exact de parler d'être (being) *que d'utiliser les mots. Je suis* (I am) *qui appartiennent à la phase suivante*[1]. »

Handling : Maniement, manipulation du tout-petit.

Holding : Maintien physique et psychique du tout-petit. Il comprend tous les aspects nourriciers de l'environnement de l'enfant, y compris le fait d'être vraiment porté. La préoccupation de la mère à l'égard du bébé est une façon de le porter. Le traitement psychanalytique reproduit, selon Winnicott, cet environnement.

Infans : Nourrisson qui ne parle pas encore.

Intégration : « *Le mot intégration décrit la tendance au développement et son accomplissement chez l'individu sain, accomplissement par lequel elle devient une personne complète, unifiée. Ainsi l'intégration acquiert-elle une dimension temporelle*[2]. » Le mot « intégration » évoque un double mouvement : la tendance au développement et la tendance à l'unification.

Mère suffisamment bonne : La mère suffisamment bonne, c'est la mère ordinaire ; c'est celle qui sait faire varier son adaptation suivant les besoins de son bébé. C'est celle qui sait être « manquante », juste assez pour permettre à l'enfant de la créer et de créer le monde.

Maternage suffisamment bon : Expression qui donne un aperçu de la non-idéalisation de la fonction maternelle par Winnicott. Le maternage suffisamment bon est celui de toute mère, il comporte des failles et des erreurs qu'elle essaie de rectifier.

---

1. *Le bébé et sa mère, op. cit.*, p. 30.
2. *Lettres vives*, lettre 82 à Masud Khan, *op. cit.*, p. 184.

Moi (le) : La conception du moi varie beaucoup selon les auteurs. Chez Winnicott, le moi a à voir d'une part avec les frontières corporelles (d'où les notions de moi et de non-moi), d'autre part avec les processus d'intégration (somato-psychiques) qui le constituent. Moi et Soi se confondent parfois.

Miroir : « *Le précurseur du miroir c'est le visage de la mère*[1]. » Au tout début de l'existence, ce que voit le bébé qui regarde sa mère c'est lui-même ; en effet, la mère regarde le bébé, son visage reflète ce qu'elle voit, ce que son visage exprime est en relation directe avec ce qu'elle voit et c'est cela que perçoit le bébé.

Non-intégration : C'est un état primaire ou encore un état associé cliniquement à la dépendance.

Objet : Qu'il soit réel (une poupée, un vélo), imaginaire ou représenté (une victoire d'étape au Tour de France) ou symbolique (de l'ordre de l'idéal), l'objet est ce vers quoi tend la pulsion. Le terme d'objet peut désigner une personne.

Objet (a) : C'est l'objet de la pulsion (sexuelle) ainsi nommé par Lacan. Le « petit a » fait référence à la première lettre du mot autre.

Narcissisme : C'est l'amour de soi mis en regard de l'amour pour l'autre. C'est aussi une étape du développement psycho-sexuel de l'enfant, intermédiaire entre l'autoérotisme et l'amour pour l'objet.

Personnalité « comme si » : Personnalité clivée, construite sur un faux self, donnant l'impression de faux, de factice.

---

1. *Jeu et réalité, op. cit.*, p. 153.

Personne totale, personne saine : La personne totale est celle qui a réalisé son unité, avec une membrane limitante, avec un intérieur et un extérieur.

Piggle : Surnom ; nom tendre souvent donné aux enfants en Angleterre. L'équivalent français pourrait être « ma biche », « mon lapin ». *La petite Piggle* est le titre d'un ouvrage de Winnicott dans lequel il relate l'analyse d'une très petite fille.

Position dépressive : Phase de sollicitude : elle se situe au moment du sevrage. Elle dépend :

- du développement du sentiment du temps ;
- de l'appréciation de la différence entre le fait et le fantasme ;
- mais surtout de l'intégration de l'individu.

Elle se situe entre 6 mois et 12 mois.

Préoccupation maternelle primaire : La préoccupation maternelle primaire est un « état psychiatrique particulier » de la mère que Winnicott compare à « *un état de repli, ou à un état de dissociation, ou à une fugue ou même encore à un trouble plus profond, tel qu'un épisode schizoïde* ». La mère y accède à la fin de sa grossesse et l'expérimente encore quelque temps après la naissance. La mère normalement saine doit être capable d'accéder à cette « maladie normale » et d'en guérir. La santé physique et psychique de son bébé en dépend[1].

Pulsion : C'est le nom donné à la puissante poussée biologique, à l'élan libidinal qui agite l'humain, le pousse et qui exige satisfaction.

---

1. *De la pédiatrie à la psychanalyse, op. cit.*, p. 285.

Se sentir réel : « *C'est plus qu'exister, c'est trouver un moyen d'exister soi-même... (...) pour avoir un soi où se réfugier et se détendre*[1]. »

Self : « Individualité ou essence propre d'une chose » (Dictionnaire d'Oxford). Le vrai self, c'est celui « d'où émane le geste spontané et l'idée personnelle ». Le faux self est une défense qui vise à protéger le vrai self. Le faux self est la partie inauthentique de la personne derrière laquelle se cache le noyau qui doit, ou veut, rester inatteignable. Dans ce cas, ce que montre la personne qui a un faux self n'est pas ce qu'elle est réellement. Vrai self et faux self sont deux modes de relation au monde[2].

Sevrage : « *Le temps du sevrage est celui où l'enfant devient capable de jouer à laisser tomber les objets. Ce jeu commence à cinq mois et reste un trait caractéristique jusqu'à (...) douze ou dix-huit mois*[3]. »

Sollicitude : La sollicitude décrit le lien entre les éléments destructeurs de la relation pulsionnelle et les autres aspects positifs de la relation. La capacité de sollicitude appartient à la relation duelle entre le bébé et sa mère. La sollicitude est une culpabilité non ressentie[4]. La sollicitude c'est la capacité à se sentir concerné (*to concern*) par le sort de l'objet qui a, ou non, été attaqué.

Squiggle : Winnicott utilise cette technique de communication de son invention pour entrer en contact avec la personne qu'il reçoit en consultation.

---

1. *Jeu et réalité, op. cit.*, p. 161.
2. Winnicott D.W., *Processus de maturation chez l'enfant*, Payot, 1970, p. 125.
3. *L'enfant et sa famille, op. cit.*, première partie, chapitre 7 et 12.
4. Winnicott D.W., *Déprivation et délinquance*, Payot, 1994.

Transitionnel : Adjectif qualificatif qui accompagne les termes d'espace, d'objet, ou de phénomènes. Ce qui est transitionnel est intermédiaire entre le rêve et la réalité, entre la mère et son nourrisson, et entre l'interne et l'externe. L'aire transitionnelle est un espace privilégié régi par la créativité de l'enfant ; c'est le royaume de l'illusion et du paradoxe qui n'a pas à être démenti car il permet au tout-petit de s'aménager progressivement avec le monde. La vie culturelle germe et croît dans ce terreau. L'objet transitionnel est un objet à la fois réel, imaginaire et symbolique. C'est à la fois la mère et l'enfant ; il a les qualités de la mère suffisamment bonne. Quant aux phénomènes transitionnels, ils sont multiples ; ils relèvent du jeu avec l'illusion ; ils sont le signe chez le bébé d'un commencement de relation créative au monde.

Transsubstantiation : Winnicott a recours à ce terme religieux qui fait référence à la croyance en la transformation du vin et du pain, en sang et corps du Christ, dans la religion catholique. Il établit un rapport avec la magie de la vie créatrice et imaginative des phénomènes transitionnels[1].

---

1. *Jeu et réalité*, *op. cit.*, avant-propos, p. 3.

Bibliographie

WINNICOTT Donald Woods,

« Psycho-Somatic Disorder, Psycho-Somatic Illness in Its Positive and Negative Aspects », *International Journal of Psycho-
analysis*, 1966.

De la pédiatrie à la psychanalyse, Payot, 1969.

Processus de maturation chez l'enfant, Payot, 1970.

La consultation thérapeutique et l'enfant, Gallimard, 1971.

L'enfant et le monde extérieur, 1957, Petite bibliothèque Payot,
1972.

Jeu et réalité, Gallimard, 1975.

Conversations ordinaires, 1986, Gallimard, 1988.

Lettres vives, Gallimard, 1989.

La nature humaine, Gallimard, 1990.

Le bébé et sa mère, Payot, 1992.

Déprivation et délinquance, Payot, 1994.

L'enfant, la psyché et le corps, Payot, 1996.

La Petite « Piggle », *Traitement psychanalytique d'une petite fille*,
Payot, 2000.

La crainte de l'effondrement et autres situations cliniques (publica-
tion posthume), Gallimard, 2000.

L'enfant et sa famille, 1957, Petite bibliothèque Payot, 2002.

« Agressivité, culpabilité et réparation », extrait de *Déprivation et Délinquance*, Payot, 2004.

ABRAM Jan, *Le langage de Winnicott*, Popesco, 2001.

CLANCIER Anne, KALMANOVITCH Jeannine, *Le paradoxe de Winnicott*, publié avec le concours du Centre national du livre, In press.

DETHIVILLE Laura, *Donald W. Winnicott. Une nouvelle approche*, Campagne première, 2008.

GAUTIER Théophile, *Émaux et Camées*, Gallimard, 1981.

LEHMANN Jean-Pierre, *La clinique analytique de Winnicott. De la position dépressive aux états-limites*, Erès, 2003.

NASIO Jean-David,

Enseignement de 7 concepts cruciaux de la psychanalyse, Rivages, 1988.

Les grands cas de psychose, chapitre « Qu'est-ce qu'un cas ? », Payot, 2000.

O' DWYER DE MACEDO Heitor, *De l'amour à la pensée*, L'Harmattan, Émergences, 1994.

PHILLIPS Adam, *Winnicott ou le choix de la solitude*, L'Olivier, Penser/rêver, 2008.

ROADMAN Robert, *Winnicott, sa vie, son œuvre*, Erès, 2008.

L'ARC, n° 69, « D.W. Winnicott ».

Nouvelle revue de psychanalyse, Gallimard, printemps, 1971, n° 3, « Les lieux du corps », WINNICOTT D.W. – « Le corps et le self ».

1975, n° 11, « Figures du vide », WINNICOTT D.W., Article posthume, « La crainte de l'effondrement ».

1977, n° 15, « Mémoires », GUNTRIP Harry, « Mon expérience de l'analyse avec Fairbairn et Winnicott ».

1986, n° 33, « L'amour de la haine », LITTLE Margaret I., « Un témoignage : en analyse avec Winnicott ».

Esquisses psychanalytiques 1987-88, n° 7 - 8 - 9 - 10 - 11, O' DWYER DE MACEDO Heitor, « Introduction à la pensée de D. W. Winnicott ».

www.ingramcontent.com/pod-product-compliance
Lightning Source LLC
Chambersburg PA
CBHW072140270326
41931CB00010B/1827